高資敏水墨作品展

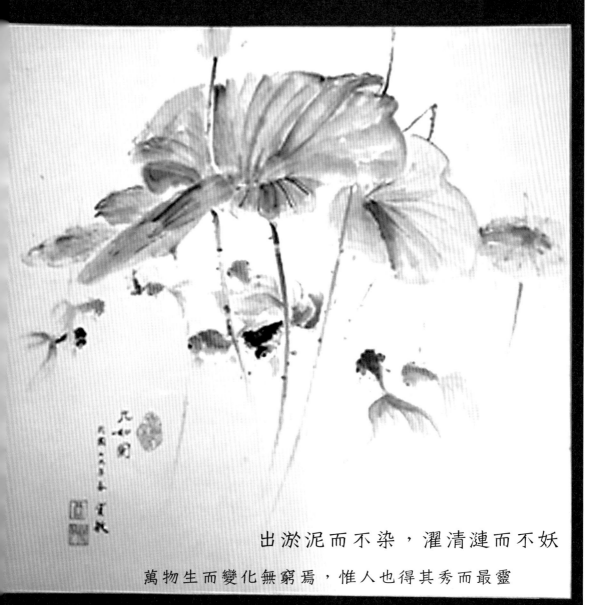

出淤泥而不染，濯清漣而不妖

萬物生而變化無窮焉，惟人也得其秀而最靈

-- 周敦頤 生於1017年 距2017年適一千年

（ 圖片取自高資敏1992畫展邀請函）

愛的相反不是恨，而是冷漠。生命的相反不是死亡，而是冷漠。

The opposite of love is not hate, It's indifference. And the opposite of life is not death, it's indifference.

我們必須經常選邊站。中立足以助長壓迫者氣勢，而對受壓迫者無益；沉默只會鼓舞凌虐者，不是被凌虐的人。

We must always take sides. Neutrality helps the oppressor, never the victim. Silence encourages the tormentor, never the tormented.

——威塞爾 Elie Wiesel 諾貝爾和平獎得主、納粹大屠殺倖存者

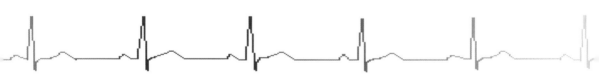

醫生，
我還活著，
不要摘取我的器官，
我要活下去！

醫生，我還活著，別摘取我的器官

博客思出版社

我要活著！

——醫生，我還活著，別摘取我的器官！

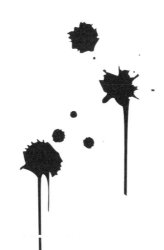

高資敏醫師 著

這是關乎生死的關鍵時刻！

「無心跳器捐 衛福部明討論」（2017年10月5日 自由時報 頭版）
「沒心跳5分鐘 可器捐 亞洲第一個 即日起上路」（10月7日聯合報 頭版）

　　聯合新聞網 10月9日 11 AM： 大台南公車今上午在新營衝入騎樓，車頭扭曲變形。李姓司機被救出時已無心跳呼吸。新營警分局上午7點28分接獲報案後……。41歲司機被救出時已無呼吸心跳，當時有名受傷乘客，負傷先幫司機緊急CPR，後由趕抵救護人員接手。緊急送往奇美醫院，上午7點45分又恢復心跳「死而復生」。

　　這位司機沒心跳時間已逾5分鐘！ 誰負責計時？乘客為他做CPR而獲救。如果，他在移植外科醫師手中，將因合法摘取器官而死亡？

　　前器官捐贈中心董事長、現任健保署長李伯璋表示：「無心跳者器捐制度早該上路，只可惜兩年多前當時柯文哲競選台北市長時，遭對方陣營批評強摘尚未腦死者的器官，那時醫界怕可能遭人誤解。」（同上「聯合報報導）

　　在這關乎生命的關鍵時刻。請閱此書以明真實，千萬別讓活著的人上黃泉路！

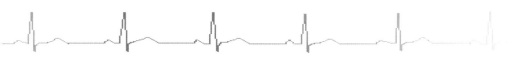

　　2014年首次揭發醫師涉不法自沒有腦死的病人摘取器官的真相。有媒體立即報導，顯著的標題是：瘋了，指控醫師殺人。

那些聽不到音樂的人認為那些跳舞的人是瘋了。　　——尼采

And those who were seen dancing were thought to be insane by

those who could not hear the music. -- Nietzsche

李艷秋序

媒體人

萬籟此俱寂 惟聞鐘磬音

你需要知道這件事，因為關鍵時刻影響了你的生死。

　　高資敏醫師寫過很多文章，出過很多書，當他給我看這本新書的文稿時，我腦中浮出的是：「資敏兄，你真是頭殼壞去。」

　　「無心跳器官移植」是2014臺北市長選舉時吵過的話題，當時有醫界立委拿著參選人柯文哲，在擔任台大創傷醫學部主任時，發表在國際期刊中的文章，質疑他在病人未腦死的狀態下，違法摘取病人器官移植；當時是選舉期間，這個話題以及柯文哲是否曾到大陸做器官仲介，都很輕易的被

打為選舉奧步。在臺灣，任何事一旦跟政治及顏色扯上關係，就不會有真相，柯文哲當時挾著高人氣，有一堆醫界人士出面護航，社會一般人對白色巨塔裡專業的醫學認定，也沒有判定真假的能力，在柯文哲高票當選，勝者為王的光環籠罩下，這個話題當然隨風而逝，以臺灣社會健忘的速度，現在大概十人中有九個半講不出這件事的關鍵字。但是這個人——高資敏醫師，時過兩年仍然鍥而不捨的蒐集資料，甚至將正反論證集結成書，高舉醫師之愛和醫界倫理的大旗，堅定不移的質疑柯文哲不法摘取器官。這種題材不但賣不出幾本書，還得罪了大人物，談醫界倫理道德在臺灣更沒市場，任何有點sense的人都不會白費力氣，這位老兄竟然如此執著，所以我覺得他真是頭殼壞去。

站在相交30年朋友的立場，我當然要善盡勸阻之責，不過看到高醫師的一段話：「將前來求醫治的昏迷傷者，明知他們沒有腦死，竟摘取他們的器官，於心何忍？醫師易位而處，假設您或您的家人是那位昏迷傷者，您仍會認為『摘取沒有腦死病人的器官』是合情合理合法嗎？」「我選擇了『不為君王唱贊歌，只為蒼生說人話』。尊重生命不僅是醫者所應絕對堅持，也是所有的人所必須遵循。」清楚映照出他的醫者情懷，以及明知不可為而為之的儒生天命，他仍是我當年認得的那位，有俠心、義膽、硬骨的高資敏。

「未腦死，無心跳器官移植」這個命題，因為真相不明，加以法律未修，整件事並未結束；柯文哲在2008年四月

醫生，我還活著，別摘取我的器官

份澄清醫護管理雜誌發表的專文中自己承認：「從民國87年至民國94年，台大醫院總共執行26例無心跳器官捐贈。總共摘取52個腎臟和1個肝臟供移植之用，移植結果良好。但因衍生法律適用問題，因此暫停執行無心跳者器官捐贈，等待國內完成相關立法後，再重新開始。」可以看出此事確有違法之嫌；現在高醫師將所有證據、國外案例及雙方論述全都刊錄，將這件影響病人生存權及家屬權益至鉅的問題，做了非常完整的紀錄，不論你贊不贊成高醫師的立場，這本書都是極有價值的參考文獻。

最後，我仍然覺得高醫師寫這本書是頭殼壞去，因為如果門前冷落，定有白費力氣的失落感，如果洛陽紙貴，必會影響器捐的意願，不過世上少有兩全其美的事，我仍然為高醫師的「萬籟此俱寂 惟聞鐘磬音」擊掌喝采！

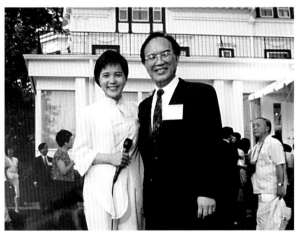

華視主播李艷秋於華府雙橡園專訪高資敏醫師
1995年8月

吳振聲序

前高雄醫學大學外科副教授

高雄市醫師公會監事長

醫療糾紛委員會總召集人

風和水會記得蓮的花香

不管病人聲音多微弱、甚至昏迷，有普世醫德者都知道，病人都在明確表達：「我要活下去！」

做高資敏的知己，已一個甲子，六十個年，二萬一千個日子。歲月能為我們做一件事，考驗友誼的誠摯。

我看了高資敏這本新書，我立即響起的心聲是，哦，「依然是那個青年高資敏！」。

我們二人自年輕就勇於雙互評判。我特別喜歡批評糾正他，是認為他是聰明人不應盡做些笨事。當然他不一定會聽我的。對他的新書書名《我要活著！（醫生，我還活著，別

摘取我的器官！）》，我的第一個評議是，天呀，啥麼冗長的書名？其實，二字就夠了，「活著！」。活著的人，誰都不能要他死。他病著，醫生要治好他的病。他昏迷垂危，醫生必須全心救活他。其他自認高明的「醫生」所說一些病人「己不值得活」、「不適宜生存」等，往往暗藏其他動機，一概都是「非誠勿擾」。

　　資敏的內在頭腦，和外表的頭殼一樣，有些特異。他的頭殼前凸又後凸。他笑說頭前額突出者是thinker思想家；後額突出者是lover情聖。二者都凸的則是He thinks he is a lover. 同窗學習，學中悟道，緣來是有他！

　　有件我一生難忘的事。當我們初入高雄醫學院就讀時，我們的院長是大大有名的杜聰明博士。有一本書書名「南天十字星」是他的傳記。幾乎讀完這本書，大家對杜博士都是五體投地崇拜，無以復加。偏偏就是高資敏「雞蛋裡挑骨頭」。他說書中提到杜博士愛國心切，由於痛恨袁世凱誤國，他和一位朋友決定暗殺袁世凱。二人曾帶裝霍亂菌的保溫瓶，輾轉抵達北京自來水廠計劃投入供水池，但因戒備森嚴未成。

　　對此「愛國故事」，資敏認為醫者絕不應以所學，用以殺人，不論動機是多偉大。他這平常、平凡的見解，在昔日杜博士已被神化的年代，卻是大逆不道，冒犯了神，注定了他的大學時代，要過著「避難逃生」的日子。

資敏倡導由我們一群朋友要辦學生雜誌就叫「南杏」。為此，杜院長召見資敏。要他出任校刊的總編輯，發行人則仍是院長。勸資敏就不必另辦學生雜誌了。資敏說明刊物性質不同，應該容許學生辦雜誌。他答應絕不會提「霍亂菌投水廠」的故事。院長說那就這麼辦啦。

　　那不是一切都相談甚歡？他說，「不，我這大嘴巴最後冒犯了院長」。在結來前，院長最後說：文稿要由訓導處先審一下。我說溜嘴：「那是杜塞聰明呀！」。「杜塞聰明」四字，杜院長聰明就突咬牙切齒，假牙掉落了。我趕忙改說，「我的意思是，那樣審稿，同學的聰明才智，就難發揮啦！」

　　「南杏」如期發行，杜院長也很有風度寫了一首詩祝賀。我們也約到那時剛獲諾貝爾獎得主Dr. Wilson的投稿。「南杏」內容不遜於台大醫學院的「青杏」雜誌。但第二期「南杏」出事了。班上有位同學以筆名寫了幾句，大致是「校園的楓樹紛紛枯萎了，不是阿爾巴尼亞人來亂灌霍亂菌，是水土不服也。」「南杏」立即被停刊，主辦同學被記了二大過二小過。資敏也開始過著慘淡淒涼歲月。

　　有一次情治當局通知校方將以「思想犯」查辦高資敏。資敏很痛心，擔憂恐不能完成母親要他當醫生的宿願。他的貴人謝獻臣教授出面為他力爭，指出任何人都不應藉端構陷善良。謝教授是WHO的高級顧問，為非洲眾多國家解決寄生蟲的大災難，為台灣建立了深厚的國民外交，因而深受政

府器重。但情治當局仍不便同意謝教授陪同受審，只同意由謝教授駕車送資敏，到鳳山道路的一棵大樹下，然後由他們接走。謝教授臨別交給資敏日文的舊報。受審的罪名是「詆譭愛國學者，思想偏差」。資敏答辯很簡要。計劃暗殺袁世凱是愛國，是愛中華民國；杜博士又參與簽名慶祝敵都南京攻陷（出示日文舊報），也是愛國，但此次愛的是大日本帝國。況且，資敏所質疑的與「是否愛國」完全無關。所爭論的是「將霍亂菌投入供飲水的蓄水池」是否違犯醫學倫理？若投入成功，袁世凱也準死不了，無辜的數十萬老百姓死的死，沒死的則哀泣遍地。這種事為什麼不能討論是否有符醫德？

我愛我師，更愛真理！此事的是非論斷，應由教育我的我師，不應是情治特務。

資敏當天黃昏就回來。他說無需壓驚，但很想吃豬腳麵線，麻油要故鄉雲林的土產。還有要叩謝恩師謝獻臣教授。

2014年冬天，資敏到哈爾濱深入觀察日軍731部隊的地窖。資敏深深感嘆醫師竟能做出那麼殘酷殺人，殘殺數十萬人的事！展示圖亮出，731部隊細菌基地也包括了台灣。主要細菌包括霍亂菌。

建造731部隊的石井四郎中將和杜聰明博士都是日本京都大學的高材生。石井是京大醫學部首名畢業；杜聰明是京大的醫學博士。他們在1920年代曾同校過。他們最優秀的頭腦為什麼都釀造出利用「霍亂菌殺人」？ 杜博士比石井還

早。顯然最優秀的頭腦，想出來並非都能放諸四海皆準，也並非不得評論。有時優越的腦比平凡的腦想出的會更罪惡更恐怖。且會禍殃眾生，更廣更大！因此萬勿對權威智者太膜拜太盲從，務必細察明辨。

高資敏的新書中所述有憑有據。柯文哲教授摘取病患器官是以「incompatible with life, but not brain dead」為準。確定違背了「腦死」才能摘取器官的法律明文；當然對柯教授個人自是海闊天寬器官任我取。但被摘取器官病患，就此喪失了生命。資敏秉持尊重生命，為病患所做的思慮，醫界宜認真思考明鏡是非。

由於資敏在校寬出了禍。他出國後，我一直旁觀杜聰明博士所為。他在生前紛爭不已。身後則留下數十億元財產，兒女續爭產了三十年。

針對涉嫌不法摘取器官事，柯文哲教授可以很簡單說明：他自家認定的「不適宜生存」，是否可取代法律的「腦死」判定？柯教授至今尚未明答，似乎仍在運用權大勢眾，粉飾真相。其實，對柯教授而言，此種每位醫師都可明察的事，還是誠實為上策，後半生才能真正光風霽月。

做為醫師，我明白維護醫德是很辛苦，有時更是吃力不討好；而敗壞醫德，從中牟取巨利，常是易如反掌。我友為病患著想，為眾生祈福，年輕時不惜冒犯名師；過了不惑之年，仍不虞得罪巨室，又皓首窮經著書揭發真相。原書名過份冗長，經我認真建議。他從善如流，書名改為《我要活

醫生，我還活著，別摘取我的器官

著》。不管病人的聲音多微弱，或病人已陷入昏迷而無法言語，做為醫者必須清楚知道，每一位病人都在明確表述「我要活著！」。縱使病人久病或其他因素，而對生命呈現消極，更應激勵病人勇敢積極展現「我要活著！」。

這本書資敏由嚴謹檢討此一驚世的世紀醫療慘劇，進而推論，並綜述了現代醫者應恪遵的普世醫德。我認為這本書由實例詮釋醫學倫理是醫學生最佳的醫德教科書，也是執業醫師值得一讀的醫德參考書籍。

最後，我仍然再度以我友高資敏醫師為榮，他的路走得辛苦又孤獨，容我贈送他一句：

風和水會記得蓮的花香。

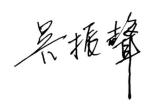

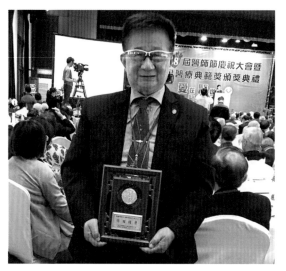

吳振聲醫師行醫五十年接受頒獎/博理精醫2015.11.12

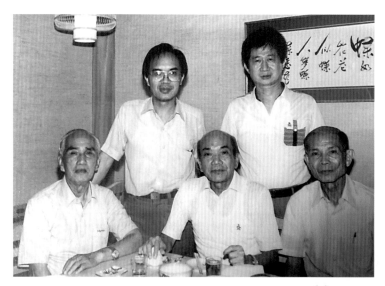

1966 高資敏黯然去國。
父親、岳父、叔父、友人吳振聲餞行

    醫生，我還活著，別摘取我的器官

江永雄序

食品安全革命推廣者
皇冠企業集團董事長

尊重生命是全人類的公約

生命是嚴肅且尊貴的。尊重生命，請不要對微弱的生命開玩笑，並說：「沒問題、沒問題，我們一定拼一個植物人給你們。」

當高資敏醫師把《我要活著！》的書稿交到我手上時，第一時間確實沒有什麼特別想法，因為自己並不懂醫學，更沒有能力用門外漢的角度來看這個「標題」，所以，本來並不敢答應高醫師邀我寫序。但高醫師再三明示要我寫序，他就是不要以醫界的身份、而是以企業界人士，尤其要我以推廣食品安全的角度來談這個問題。

在深入閱讀書稿後，我發現高醫師以專業的角度，深入

淺出地提出對「尊重生命」討論、論證、並提供實例及社會評論與法律條文……等對「死亡」醫學定義和客觀清晰地分析，我開始陷入深思，到底什麼才是真正的「救人一命」？什麼是「取人性命」？著實令我長思數日……。

當我們直覺這個人有生命危險，需要幫忙救人一命時，相信任何人都會本能的出手相救，這是毫無疑問的；但若是為了救一條人命，必需犧牲另一條人命時，我們會做嗎？拿一命換一命？就算知道這條人命或許再活不久，我們會直接出手結束這條人命，再去用這條人命去救活另外一條人命嗎？至少，我是肯定做不到的。尤其，要被犧牲的人原是窮苦的歹命人，我肯定會挺身來維護他的生命……。

以一個曾經照顧過重症患者家屬的經驗來說，醫生是最專業及唯一最可信任的人，這樣的主觀概念根本就無需討論的，但如果你的主治醫生告訴你，他已經盡力了，主觀上家屬一定就認為醫生「一定真的盡力了」，醫生絕對不會故意或刻意讓病患發生危險，這是毫無疑問的。

但當重症患者被送到醫院，家屬在不清楚患者有沒有生存機會的當下，若聽到醫院一位專業的、權威的、有名的醫生對他說：「……若要盡力救，這個有可能會……後果會ＸＸＸ的，要不要商榷的……」醫生的話語裡，有暗示性的恐嚇，你的心裡會有什麼想法呢？對於要不要救？會不會有些許遲疑吧……

而如果你是醫生，這個病患與你素昧平生、是一個還有

醫生，我還活著，別摘取我的器官

爭議沒腦死的人，要你摘除他的器官，你又會怎麼判斷呢？人的主要器官一旦被摘取，就代表了這個生命立即消失，你是神嗎？你要決定他的生死嗎？

而台灣最專業、且最知名的醫生卻有可能會告訴這個患者沒救了！並且還會問家屬要不要捐贈器官「遺愛人間」……？

我不是在做任何「暗示」，是挑明地說，難道所有的專業醫生都不會發生「違背專業」的判斷嗎？這是誰都沒有能力肯定的事，特別是「人命一條」的情況下，因此，我認為高醫師在書中提到的這種醫病關係，醫病知識，應該被關注，應該被重視，也應該被所有國民了解，畢竟這關係著有可能會發生在每一個人身上的生命權益問題。

長期以來，醫生決定了這個人能救或不能救，而這個病人的生命權力有時卻掌握在醫生的「道德信念」上，我們堅信絕大部份的醫生在良好的教育與醫德薰陶下，必然會是「視病如親」對待病人的，但無可否認地，也可能有極少數的醫生自恃「醫術高強」、「超級專業」，甚至自認能超越法律與道德，用自己的觀點來決斷病患的「生死」，這種自我優越的意識，還著書立說出版《白色力量》闡明：「法律跟不上科技時代」……之類的觀點，醫生這樣做合適嗎？一條人命存續，能這麼輕忽嗎？我不同意！極度不同意！

我讀這本《我要活著！》，書裡引用的「一求一答」，至少學到了一點醫學知識，也懂了明辨這事的「是與非」。

例如，書中引用《白色力量》一書裡，一個嚴重頭部外傷的病人，被送進台大急診室柯文哲與病患的對話：

　　家屬：「醫生！無論如何一定要拼，請您盡力救……，醫生，你們儘量拼就對了」

　　柯P：「沒問題，沒問題，我們一定拼一個植物人給你們。」

　　家屬：「……我們不用開刀了。」

　　當重病時，雖然沒有醫師有把握一定能治好病人或預斷會不會成為「植物人」，但對面痛苦的人，應不會有一位醫師用說笑的的方式，來談說別人的苦難，柯P是說著玩的嗎？，在病人垂危，家屬含悲哀求的時刻，可以這樣把別人的生死「如此說著玩」的嗎？對於柯文哲的玩笑，病人家屬可以承受嗎？還是他要讓病人相信他是在說「實話」。窮苦人家那養得起「植物人」？最後家屬忍悲含哀說「我們不用開刀了」。最終放棄急救，捐獻了器官，一條生命就斷送了。

　　因為我看過了這本《我要活著！》，有了基本醫學生死的知識了，現在若遇到同一情況，我會肯定的答覆：「我不要你這位醫師了，臺灣還有許多有良心的好醫師！」。

　　《我要活著！》這本書的作者高資敏醫師，是位頭腦清晰、條理分明，不附庸隨俗的知識份子，用專業知識、清晰

醫生，我還活著，別摘取我的器官

的數據與實例來說明「器官移植」的醫療黑幕、醫醫相護的實際情況，個人認為，不但是臺灣社會的清流，亦是每個國民必須懂的醫療知識，值得大聲疾呼，好好拜讀此書，以維護自己的生命權益．

我們應該要尊重生命，每一條生命都是家屬最寶貴的摯愛，若以「專業知識」為工具，任意取人性命再將其器官轉售給他人，還美其名為「救人一命」的話，那才是令人悲憤的殺人罪犯行為！

「尊重生命」當然是國家法律的首要責任！臺灣的司法官們應該明白告訴大家，沒有腦死的昏迷患者，將他的器官摘取而使人死亡，這是人命關天的大事，是沒有自由心證的空間。感謝高醫師的勇氣與不畏強權的高尚人格，感謝您為臺灣共同生命價值獻力。

《我要活著！》是臺灣社會微弱的正義之聲，是偉大知識分子的少數清流之聲，我們要支持並追查發現真實的醫療黑幕，所有具有良知的良醫，也應該一起發揮專業知識，出來追真實的內幕，尊重生命的自尊與價值，希望從尊重生命的觀點，重新找回臺灣生命力的價值。

尊重生命是全人類應一致崇奉的公約，我從這本書有了深切的體會。

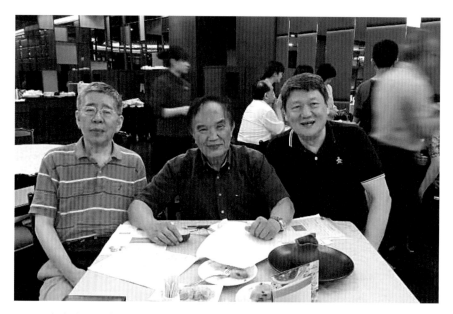

左李克明　中高資敏　右江永雄（名著《當孔子遇上哈佛》作者）。
三人都屬兔，明分三代 合照於2017年5月

醫生，我還活著，別摘取我的器官

鄭國材序

Phoenix Total Artificial Heart
鳳凰全人工心臟發明者
Asia-pacific Medical Center 美國亞太醫學中心
人工心臟研發主持人

驅離黑夜的一道曙光

正義只是遲來，但不會不來；絕不可以至高權威自居，而殘害了病患的生命。

在1960年代，在醫學院就認識高資敏，已有半個世紀了。自1990年我們共同研發人工心臟，也已達四分之一世紀了。歲月如流，他依然是那位擇善固執、堅忍不拔的高資敏。他在人工心臟的領域，與時俱進，卓越超前。歲月不饒人，但他也沒饒了歲月。

1996年我們研發的人工心臟Phoenix-7完成35例牛隻的測試成功。是年6月在臺北振興醫院，有一位患者姚君，因心

衰竭末期且併發腎衰竭而陷入休克，已瀕臨死亡。經多位醫師會診認為已無存活機會。最後振興醫院魏崢院長與家屬會商，決定使用我們研發的Phoenix-7求生一搏。此手術順利，植入人工心臟取代已敗壞的心臟後。姚君術後不久就復醒，心肺功能良好，談笑自若一如常人。

　　此緊急狀況下的植入手術，是依據我們已呈送的研究計劃推展，且完全合乎醫事法。16天後，姚君又倖獲器官捐贈。同時進行了植入心臟及腎臟的手術，他很快完全康復。這一創新的救命醫療程序是全球首例，是近醫學史上深具意義的一頁。我們接到各地不少同行賀電，接著有國際媒體要專程採訪。就在此時，衛生當局在未經查詢程序，就裁定我們所為是「違法」並決定處分罰款。一項救人生命，且可榮耀臺灣的頂尖醫療，突然被歪曲為「違法」。我陪同資敏到衛生署瞭解。主管說明，衛生署是因在某醫學中心施壓下，不得不如此做為。我們聽此說詞至為沮喪。救活已絕無生機的病患，竟是違反了法規？難道見死不救才是循規？但面對醫學權威與官僚威權連手打壓下，我們的抗議只是螳臂擋車，已無濟於事。大家都體會到臺灣已容不下我們，一小群只希望平實做醫療科研的學者。被忌斥的直接肇因竟是我們的研發有了令國際醫界矚目的成就。我們靜觀周遭覺察到，臺灣當時很熱衷生物科技，多少與炒熱生技股市相關。因而有諸多虛誇的「生技」，受到推崇；真實的成就，則橫遭排斥。但最令我痛心與憂心的是居最高學府、穿著白袍的醫者公然說謊，竟將挽救生命，扭曲為「違規」。我們商議後，

決定停止在臺灣的研發，這是很慘痛的決定。我們回美國後，繼續努力研發。現在我們所呈獻的Phoenix-7K，雖離目標尚遙，但在同領域已略領先。

正義不會不來，但會遲來。在2017年3月19日美國 *Smallbeats* 英文刊物，明確報導：「The first successful total heart transplant took place in the late 1990s in Taiwan, according to the National Center for Biotechnology Information.」（作者Barb Roessner, Coordinator, Heart Transplant）。所報導正是1996年在臺灣被衛生當局判為不法的「救活姚君的成功人工心臟移植」。遲來的正義，已於事無補，徒令高資敏和我只能仰天長嘆，夫復何言。

我們從事人工器官研發者，依姚君的實例，我們和器官移植者是相輔相成。但我們認為，若只執著人體器官移植，而不研發人工器官，則因器官的來源必須取自人體，恐將因嚴重的求多供少，而驅使部份求功利心切的移植醫師鋌而走險，包括人未死或促其死提前摘取器官。為此，各國對捐贈器官都有嚴密監控，均定有一項不移的鐵律，就是「死者捐贈規律Death Donor Rules, DDR」，就是摘取器官必須在確定死亡之後，這是絕無含糊妥協的空間。現代醫學認定「腦死」生命就無可挽救，可宣告死亡。為了器官移植，在確定「腦死」復經家屬同意，就可做為「器官捐贈」者。但未腦死就是活著的人，醫生摘取器官而致人於死，是絕對不容許。全球醫界，除了臺灣，尚沒有一個國家有文獻，記載醫師在未腦死就摘取器官。臺灣的外科醫師公開以論文在國際

期刊報告，他們自未腦死者摘取腎臟供移植，報告「器捐者23歲男性腦損傷不適宜生存但未腦死 Donor M/ 23, brain lesion incompatible with life, but not brain dead.」。

此論文的重要論點是如何增加器官來源，來彌補移植用人體器官的不足。

但增加器官來源的案例，竟是摘取未腦死者的器官。此事件年前在臺灣公開討論，竟然被臺灣醫界與法界都認定並無不妥。這樣的結果，應是真相被矇蔽，或因為此等威權醫師在臺灣位極崇隆，而不容有疑。

然在「千夫諾諾」，仍有「一士諤諤」。此諤諤之士，依然是吾友高資敏醫師。我真的毫不驚訝，因為高資敏自年輕就常不服威權，而有自己的獨立思考。我讀他對此事的評議論述，我以我友的學理見解，與道德勇氣引以為榮。

最初，資敏在電話中，談到他不忍見到未死的求醫患者被醫師摘取器官而喪命。他要出一本書，書名是《我要活著》。我實在不忍他又要陷入長期孤軍奮鬥的痛苦。我就直話直說，告訴他這種書很少人會看。他接著說日前和幾位好友長談，大家也說現在還有多少人在看書呀？

一般人在被澆了「現實」的冷水後，依實況準會決定不出書了。但資敏堅定說，只要有一個人會讀，他就會出書。他認為這唯一讀者，會記得書上說過：「人未腦死就是活著，絕不容許任一位醫師摘取器官」。傷病者在昏迷中雖完全不能動彈，也完全發不出聲音，但因未腦死，可能尚有意

　　醫生，我還活著，別摘取我的器官

識，有痛覺。因此，自未腦死的活人摘取官是違背了醫學倫理，且極為殘酷。只要這位讀者明白此一事實，當他遇到他的親人不幸因頭傷昏迷並未腦死時，就不會受矇蔽被摘取器官，而遺恨人間。我開始認真思考資敏的論點。病人雖昏迷但沒有腦死，仍可能有意識。他若被當器捐者，會在極端恐怖，刀刀疼痛下，慢慢慘死。且在他死後，執行活摘器官的醫師，還被他的家人感激及社會崇拜。因而，這種案例會層出不窮，但悲慘的真相恐永不為外人知。

我頓然領悟了，資敏為什麼一定要孤獨地去做這件事。我也為資敏出書乙事下了新定論，我認為既使沒一人看，也該出書。因為要為孤寂的亡者伸冤，要為史實留下記錄，不容許再有昏迷傷患被活摘器官而喪生。終究人間再荒涼，也絕不能沒有一道凜然正氣，來捍衛人的生命尊嚴與生存權益。

我有幸先閱此書初稿。此書深入淺出談及「器官移植」的演進、判斷「死亡」的遞變、「腦死即死亡」的定調過程，並依醫學倫理與法律觀點，確定「摘取沒有腦死者的器官」是悖理違法。醫者要永遠以救人為職責，必須謙虛面對浩瀚無涯的醫學科學，絕不可以至高權威自居而殘害了求醫病患的生命。

自「23歲男性腦疾不適宜生存但沒有腦死」的患者摘取器官，在臺灣被認為並未違法，也未違背醫學倫理，的確令人傻眼，但畢竟是客觀事實。回顧2014年臺灣醫界對此事

的討論非常短暫，因為臺灣醫界當權者立即極力支持柯醫師等所為。彼等當權精英的思維，為何與普世的生命觀念及醫學倫理，如此背道而馳？而社會大眾對攸關自身生命權益的事，也甘於被混淆矇騙，而不求真求公義。這是不是臺灣社會正義已在淪落？誠然有待大家睿智思慮。畢竟文明能繼續往前推進，是因為人類對生命的尊重，對公平正義的堅持。

我衷心希望高資敏著：「我要活著——醫生，我還活著，別摘取我的器官！」，所闡述的人道關懷，將是一道驅離黑夜的曙光。縱使長夜仍漫漫，當我們知道此時此刻還有人肯為被犧牲的冤死者苦心著書而夙夜匪懈，令我們在悲憫中已有著一份溫暖的感覺。

我用心讀完此書，深感受益良多，確實是這一時代值得一讀的奇書。

是為序。

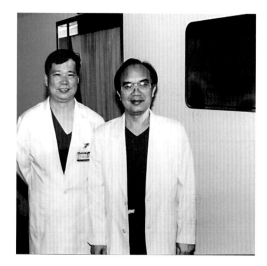

鄭國材與高資敏
合影於人工心臟
研究中心
1996年7月

謝啟大序

曾任地方法院、高等法院法官,立法委員及新黨主席。

台灣第一批司法改革運動者

犯罪少年稱呼她為「謝媽媽」。

立委期間推動完成行政四法、及少年犯罪防治法

及男女平權、人權保護等法律

六十歲通過中國大陸司法考試

現為兩岸仲裁人及兩岸律師

柯文哲醫師的「抉擇」

即使沒有一個人看也要出書,因為要為被輕蔑的生命申冤。恪遵法律,不容許再有昏迷傷患被活摘器官而喪生。

看完立法院前輩高資敏醫師這本書初稿,有如受到電擊般震撼!以我一個學習法律、曾在法院執法又曾參與過立法的法律人來看,高醫師的指述是這麼的具體又嚴謹,令所有法律人都無法忽視、迴避:

「現在的柯文哲市長,當年的柯文哲醫師,在西元2000年、2005年及2008年以台大醫院器官移植團隊領導人身分

具名發表在國際移植學刊與國內醫療雜誌上的學術報告中陳述：『從多位患者身上摘取腎臟器官供他體移植』，而器官的供體者居然是：『Donor,brain lesion incompatible with life,but not brain dead （器官捐贈者：腦傷不適宜生存，但沒有腦死）』。也就是：「被摘取器官的患者不是『腦死者』，而是『沒有腦死者』；是國家醫療法律未認定為『死亡』，僅陷於昏迷的一群人；但卻因『器官被摘除』而死亡。」

如果以上事實屬實，依據國家刑事法律規定：當年柯文哲醫師領導的器官移植團隊的行為，可能已經涉及觸犯刑法第271條第一項故意致人於死的「殺人罪」？！

對民國95年7月以前的涉嫌殺人犯罪行為追訴時效是二十年。依據柯醫師在西元2008年發表的報告中陳述：「從民國87年至94年，台大醫院總共執行26例無心跳器官捐贈，因自知有法律問題，而暫停止執行無心跳者器官捐贈」；可知：此事涉及至少26個案例，截至目前（民國106年）均尚在追訴時效期限內；並且柯文哲醫師於行為時，「知道」這是違法的行為！

面對高資敏醫師提出這樣重大可疑為犯罪事實的指述，我國檢察機關絕對無法迴避，否則就是嚴重失職。而以柯市長凡事無所畏懼的直率個性及現在的政治身分地位，他更應該作為全台北市民的表率：主動自請偵辦或積極配合偵辦；以顯示他坦率無畏並尊法、守法的柯市長風範。

醫生，我還活著，別摘取我的器官

二年多前（民國103年），柯文哲競選台北市長期間，此事曾經被具有醫師背景的二位立委在立法院提出質詢。但立即被部分媒體及部分醫師團隊大動作的以"選舉奧步"作為擋箭牌予以迴避閃躲開。因此大多數國人包括我在內，均未及了解該事件的真實內容，當然檢察機關亦未展開調查。

　　但是，此次高資敏醫師於非選舉期間，從醫學角度清楚的說出其中各關鍵事實，並且提出柯醫師團隊當年所撰寫的器官移植學術報告作為佐證，慎重的再次提出此一「指述」。檢察機關已無法迴避，並有充分的時間與空間可以仔細展開調查。國內媒體與醫師團隊也無法再以「選舉奧步」作為藉口，對高醫師妄作攻擊；全國民眾更有充分的時間可以仔細聽取了解此一事件的真實內容。因為它極可能與每一個家庭及每一個人都有切身利害關係，為保護自己及家人日後不會遭受可能的相同侵害，我們有權利知道事實真相。當然臺大醫院及現在的柯市長更應該勇敢面對，並向檢察機關及全體國人提出專業的論證與辯駁。

　　希望檢察機關透過專業並深入的偵查，司法院各級法院透過公開、透明的審理程序，能夠將台大醫院當年對這26名被摘除器官「患者」的醫術行為，是否真的是「尚活著就被摘除器官」？給予這26名患者的亡靈及他們的親屬一個明確的說法與解釋！當然更應該給予台灣社會每一位可能遇到同樣醫療需要的隱形患者，與已經簽屬未來願意捐贈器官的善良、勇敢的民眾，一個安全的保障與對台灣醫療界、司法界的信心。

個人與柯醫師尚無謀面機緣，但是經過柯文哲醫師的母親——柯媽媽在媒體上公開的一件事，使我想起與柯醫生確實曾經有過一段通電話之緣；雖然那算不上是一段善緣。

民國90年5月，輔仁大學與淡江大學英文系講師年僅37歲的陳希聖老師，因猛爆性肝炎住進台大醫院亟待換肝，否則立刻有生命危險。有親屬適合並願意活體捐肝，但是卻超出當時《人體器官移植條例》：「活體捐肝者須為三親等內之血親或配偶」之親等規定。雖然衛生署已發現規定不合理，研擬的修正草案已放寬至五親等，但尚未完成立法程序。所幸法律對違反者，僅處以新台幣9萬元至45萬元罰鍰，而非刑責；也就是違法執行移植手術的醫師最多只會被罰錢。而從法律角度進一步觀察：此案例如果被追訴，應該可以主張「緊急避難」——因避免他人生命之緊急危難而出於不得已之行為，不罰；而阻卻違法。但是臺大醫院負責的醫師卻堅持拒絕「違法」開刀，不願意以活體器官移植手術救陳老師一命。

這件因為「法律規定不當而可能殺人」的事件，短短幾天即震驚全台灣；陳老師家屬痛陳：「這是法律判陳老師死刑！」；社會上有人願意捐肝；具有律師資格的醫師願意未來義務辯護；罰鍰更不是問題。唯一的問題出在：臺大醫院器官移植小組的領導人身上。

了解事情原委，我與陳老師家屬共同向掌握陳老師生死權的唯一決定者——台大醫院外科加護病房主任柯文哲醫師

打電話，詳細陳述可能的法律風險，希望能試圖說服他：「為救一條人命，值得一試！」

當時留給我最深刻的印象是：柯主任醫師那斬釘截鐵，毫無轉圜餘地一口拒絕的聲音；至今我仍無法忘記柯大醫生那冰冷決絕的言詞——「不可能，我絕不會違法開刀！」

二天後，衛生署李明亮署長由日內瓦WHO會場趕返國門，立即宣布：「先救人，再修法！」；但已延誤二天關鍵時間，已來不及搶回陳老師的生命。雖然事後立即完成修法，該醫療行為已然合法；但是，對於一條37歲的生命及陳老師親人的傷痛卻永遠也無法彌補、挽回！

相較於高資敏醫師在這本書中公開的事實，同一時期，同一位柯文哲主任醫師，竟然可以如此截然不同的抉擇「守法」或「違法」——柯醫師不願意違背醫療法律，即使有阻卻違法事由、即使只會被科處罰鍰，柯醫師卻仍堅持「守法」，寧可眼睜睜地看著可以挽救的生命死亡而不救！但是，為取得更多可供移植的腎臟器官，對於「尚活著，僅腦傷不適宜生存」的這26條生命，柯醫師已經知道可能違背刑罰法律，但柯醫師卻選擇作出最嚴重的刑事違法行為！並一再選擇「違法」！

另從醫學器官移植的角度觀察，前後二者最大的差異在於：前者，陳希聖老師所需是活體移植，捐贈者只需提供部份肝臟，日後捐贈者仍能康復；而受贈者陳老師也可能因此而生還。而後者，柯醫師器官移植團隊所實施的26例器官移

植，卻是從尚未死亡的人體內活生生摘取二顆腎臟；固然受移植的患者因此獲救重生，但是，被摘除二顆腎臟的 "捐贈者" 卻必定因此而死亡！

柯媽媽曾對媒體公開指責我說：「謝啟大曾經打電話向我兒子『關說』！」。不知道柯媽媽是否知道我當時『關說』的內容？更不知道如果柯媽媽有一天也遭遇像陳老師親人同樣的境況時，是否希望也會遇到像您兒子柯文哲這樣堅持的醫師：「絕不會為救人一命而自身『違法』」？

藉著這個機會，我願意向柯媽媽保證：如果，我還是民意代表，如果，有一天您遭遇到陳老師親屬同樣的情況——我一定會為您親人「合法合理」的權益，向冷酷的掌權者堅定的抗議，並為您「關說」！

當然，我更衷心的期盼每一位母親永遠永遠不要遭遇這種痛苦的境況！

最後，讀完此書最大的收穫與感觸是～對於不具有醫學專業知識的一般人，為作好自我保護並保護親人，如果萬一遭遇不幸事故或生命面臨危急送醫治療時，「一定要聽取第二個醫師的專業意見」，這是絕對絕對必要的！

醫生，我還活著，別摘取我的器官

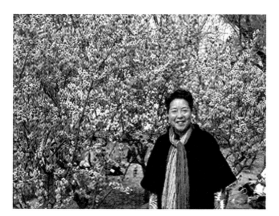

賞神州大地花枝春滿

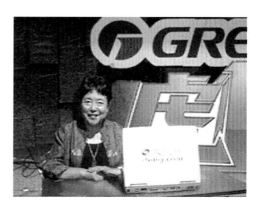

觀苦難人間明斷是非

黃炎東序

中央警察大學專任教授兼任校長室機要秘書、公共關係室主任

圖書館館長、世界警察博物館館長

國立臺灣大學國家發展研究所兼任教授

崇右影藝科技大學財經法律系主任、講座教授、副校長

衛生福利部法規委員會委員

財團法人長庚紀念醫院倫理委員會委員

長庚大學醫學系兼任專題課程教授

這是關乎生死的關鍵時刻！

　　高資敏立委是一位學養卓越、博學多聞，在醫學方面有高深造詣，且用醫術去從事服務人類的工作者。高醫師仁心仁術，非常注重醫學法律和倫理，在現在的醫學術業從業者中，能不忘記醫學倫理，是相當難能可貴。

　　所謂「良相治國，良醫醫人」，他愛心更有良醫濟世的胸懷，身為他多年的好朋友，聽到他在博客思出版這本書我非常開心，我認為醫學就像他的書一樣，聞聲救苦，是超越黨派、超越族群，不分身份地位、貧賤富貴去救人、救世，我相當感念他的悲天憫人胸懷，讓我忍不住想寫幾句話，並對這本書的出版做一個見證。

　　我長年在台灣大學、中央警察大學、崇右大學從事法學

　　醫生，我還活著，別摘取我的器官

教育，同時也曾擔任衛生福利部法規委員會委員、財團法人長庚紀念醫院倫理委員會委員，也曾在長庚大學醫學系開授醫師\病人\社會專題課程，促成我長年關心國家的醫療衛生政策議題，尤其有關器官移植，這更是現今社會最關鍵，大眾最關心的問題。

高醫師以一個醫者的身份走入社會，走入人群帶出最關注的醫療關鍵性問題，讓大眾知道醫學不是只有法律問題要注意，還有醫學倫理。這本書，不僅可以讓讀者知道生命的價值性，也讓患者家屬當遇到這樣問題時，能夠知道如何處置，而不會被誤導，讓家屬可以在人命關天的一刻不會走上冤枉道路，了解器官移植的真正關鍵點。本書最重要的特點在人們面臨器官移植的關鍵一刻，除了謹慎處理器官移植問題外，死亡，也讓人感受生命最後一刻的尊嚴。

同時，高醫師也展現了其在醫學上相當注重的醫療人權，強調應該讓患者感受到人性的尊嚴，受到保護，總體來說，這本書可謂是醫療人權尊嚴的葵花寶典！

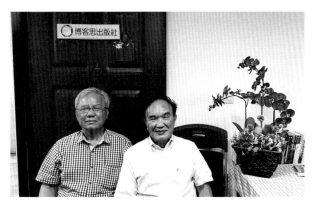

黃炎東教授與高資敏醫師攝於出版社
2017年10月11日

自序

美國亞太醫學中心 主席

President, Asia-pacifi Medical Center, Maryland,USA

執教 喬治 華盛頓大學醫學院等

曾任 白宮醫療顧問

但見活人笑　不見死人哭

　　任何有深度的著作都難免有些令人厭煩的章節，但我必須坦承這本平凡的書的確充塞了過多令人乏味的章節。這些章節是不得不概括於書中，因為本書所討論的是「器官移植醫學」在臺灣所發生的悲痛案例。沒有這些章節，是無法將真相明白呈現給大家。且這些「真相」是和捍衛生命攸戚相關，應是值得您花些兒時間披閱一下。

　　在臺灣，正如其他遞變轉型中的社會，諸多事務，是金玉其表，敗絮其中，造成社會的極端不公平。其中有些潰爛，是較易敗露；其中有些腐蝕，除非有人鍥而不捨的挖

　　醫生，我還活著，別摘取我的器官

掘，將永遠不見天日。本書所揭發的醫療慘事，是深埋坑藏於此一現代醫學的溝隙裡。因此，要使這慘死的隱晦，攤開在陽光下，是極其艱難。

「醫病互信」是建立在，病人及家屬「深信醫者必然恪遵醫學倫理全心全力救治病患」的基石上。因此，提出對醫者的質疑絕對是件吃力不討好的事。但相對，更令人憂心的是，醫者故意致病人於死，只要略加掩飾，被發現的機率是幾近零。如果有醫者以特殊「醫術」一意孤行謀害病患，病患本身及家屬將很輕易被矇蔽，自也無從抗拒自衛。在此情況，其他醫者驚見了實情，是選擇醫醫相護，視若無睹？抑或本著道德勇氣、秉持醫學倫理加以糾舉？對醫者而言，若選擇後者，面對的，將是很孤寂很艱難的長路。因為病人及家屬不知情，社會大眾誤為是危言聳聽。更由於醫醫相護是常規，醫界甚至會有極力反責，以遮掩真相。但醫者若執擇了漠不關心，那特殊「醫術」禍害，必在暗箱裡毫無節制擴散蔓延，不知多少病患將因而慘遭冤死？

在近代醫學史上，就有諸多慘痛的姑息縱容案例。例如，京都帝大醫學部畢業首名的石井四郎醫生在二次大戰時，將眾多佔領區的住民當實驗動物做醫學試驗。德國的Dr. Joseph Mengale以「維護優生」為由，以「醫術」殺害了數萬人，號稱「Angel of Death死亡天使」。這些優異的醫師，因太自大而自認走在法律之前。當他們最初以特殊「醫術」僅禍害幾個人時，其他醫者雖目睹邪惡崛起，卻明哲保身保持沉默，而任其擴延。最終釀成人類史無前例的大浩劫。最大

的諷刺是，此等人類史上最大規模的殘酷屠殺，竟都出諸本來應該是救人濟世的醫者，且都以「醫術」之名施行。

器官移植醫學發展於廿世紀後半，是一門獨特的醫學科學。臺灣在實踐上已具卓越的成就，但也已面臨嚴峻的考驗。此門醫學不同於其餘的醫學科目，醫師在救治病患常要面對這樣的相對兩難局面：

這一端：有頭重傷昏迷的病患被送進急診室，主治醫師認為救治不易。

另一端：有二名病患，腎衰竭已至末期，生命垂危，正等待腎移植挽救。

當然醫師基於生命至尊，眾生平等，在這二端都必須竭盡所能全力醫治。

此時，有移植醫師也會瞬間閃出一個念頭：「這二位腎衰竭病人，不及時獲得器官，就會死亡。是否應該自這一位重傷昏迷患者進行摘取二顆腎臟，拯救二位垂危的腎衰竭病人？」但這念頭，反思到這位頭傷者，無論傷多重，是活著的人，就知道這是謀害病患之舉。醫師絕對不能為了救治一位病患，而謀害另一病患。但在臺灣有太自傲且思考殊異的醫師，卻做了決定「摘取頭傷昏迷患者的器官，去救治腎衰竭的患者」。由於外人不知悲慘實情，這位醫師和他的醫療團隊備受稱頌。尤其，那二位重獲新生的腎臟病患及其家屬的感激，更令這醫師亢奮。醫院內知情的醫師竟然皆沉默不語。另一端，「器官捐贈」者就此被犧牲而長眠地下，當

醫生，我還活著，別摘取我的器官

然無法為自己的冤死說話了。

在「但見活人笑，不見死人哭」的情景下。這些醫生繼續做了更多同樣沒腦死的「摘取器官」。並且對該事件得意地發表了醫學論文，報導「摘取器官」的過程。論文中明確記載著頭傷昏迷的器捐者是「沒有腦死但不適宜生存incompatible with life, but not brain dead」。然而，在他們引為榮的這一特殊「醫術」中，早已蘊藏著極為嚴重殘酷的事實。就是，頭傷昏迷的病患，不管傷多重，沒有腦死就是活著的人。活人，在法律上，其生存權益就絕對不容剝奪。當今醫學，既使是頭裂重傷陷最重度昏迷，據不同報告仍有二、三成存活率。職故，醫師主觀認定的「不適宜生存 incompatible with life」，絕不能取代法律上、醫學上客觀嚴謹判定的「腦死brain death」。但這些位病人就在他們昏迷中被摘取器官，而永遠離開這個人世。

臺灣在1987年立法，容許腦死者做為器官捐贈者。但自沒有腦死患者，摘取其器官促成其死亡，是故意致病人於死，是極重大關乎人命的犯罪。由上揭論文記載台大醫院柯文哲醫師等確定病患沒有腦死，但他們認為病患「不適宜生存」，而摘取了病患的器官使病患死亡。在美國若有這種事件是必定會由主管衛生部門依法調查移送法辦。美國對執行法律是那麼硬邦邦的人人平等，只要有涉嫌犯法罪證確鑿，尤其事涉人的死亡，絕不會因為威權施虐而手軟；也不會因無知胡搞而縱容。執筆至此，就看到一則美國新聞：現年廿歲的 Michella Carter，在17歲時傳簡訊鼓勵當時18歲的男友自

殺，被麻州少年法庭以「過失殺人」定罪。將面臨最重二十年徒刑。法官指出未對他人的危險採取合理的措施，可視為過失殺人犯行。Michella 在審理中一再哭泣流淚，顯露深切悔意。但臺灣衛生當局對醫師明知病人沒有腦死，是活人，不但不加救治，反而執刀摘取器官供移植而促成死亡，竟如此輕易彈性夾彎，認為並無不當。此一極不合理認定，對冤死的病患及家屬是極其不公平，而且已導致民眾的生命失卻了第一道的國家保障防線。

針對此一嚴重的不幸事件，衛福部部長答覆立委質詢，竟是一幕類如今之「孟母教子」：

「蔣部長丙煌：我當然相信台大，但是上午委員質詢的是個案的問題。我再強調一次，上午兩黨委員都要我們儘速處理。

管委員碧玲：不要再講這句話了，傻蛋！難道委員叫你去跳海，你也去跳海？」

蔣部長由蘇清泉、廖國棟兩位醫師立委的質詢已清晰明瞭事件，卻表明：「當然相信台大醫院」而不加調查。然後，接受另一立委的耳提面命，而乖乖聽話未敢造次了。此人命關天的事，就此置之不理，遑論「儘速處理」。

這一特殊「摘取器官致人於死」的「醫術」，迄今衛福部官員竟不敢認定有任何絲毫違規。

起意執行這特殊「醫術」的台大醫院柯文哲醫師等陸續

將此事於2000年、2005年以英文論文在國外發表，認為可由這「醫術」而獲得更多「器官」供移植之用。柯文哲醫師另在2008年4月份澄清醫護管理雜誌發表的專文中確認：

「從民國87年至民國94年，台大醫院總共執行26例無心跳器官捐贈。總共摘取52個腎臟和1個肝臟供移植之用，移植結果良好」。

由這一明確數據，除了其中自一位器官捐贈者，多摘取了1個「肝臟」外，可確定其餘25位病患都只摘取了2個腎臟供移植之用。他們的其餘器官都未被用為移植？柯醫師在哀悼故曾御慈醫師時，就指出：「曾醫師把一切有用的器官捐贈出來，包括心、肺、肝、腎、眼角膜、皮膚、骨骼」。顯示柯文哲醫師是純然為了要救治腎衰竭病患而犧牲25位病患來做「腎臟捐贈」？這份報告「移植結果良好」是意料中的事，因為所移植的是活生生的健康腎臟。病患由有心跳蛻變為「無心跳」，依據論文所述是由醫師注射藥物造成。由此等事件的公開報導，可預測在臺灣不幸因傷病陷入昏迷的病患，到台大醫院急診室都有可能被認定「不適宜生存」而遭遇此一特殊「醫術」而致死。令人不寒而慄的是，直到這本書出版，這特殊的「醫術」，仍被主管當局認為並無違規，也當然不犯法？

部長很聰明，立委更聰明，但民眾難道就只是任令宰割的「傻蛋」？畢竟這是關乎人民的生命！「跳海」而死，人人都知道是自殺；慘遭摘取「器官」而死，則是死得不明不

白。遺恨悠悠，沉冤何時了？

自沒有腦死昏迷患者，摘取其器官促成其死亡，是謀「器官」害命。利用患者昏迷之際下手，更是趁人之危，罪加一等。這是再明確不夠的事實，那為何不靜待司法處分，而要費時為文著書警惕大眾免於受害？針對此，柯文哲醫師本身早已做了很簡明的解說：

「我們外科加護病房常常是科技走在法律前面，如果我做的所有事情都讓法律追究的話，下半輩子都要在牢裡度過。」
--「柯語錄」第21則柯文哲 著《白色的力量》第245頁

柯醫師明知「做的所有事情都讓法律追究的話，下半輩子都要在牢裡度過」，卻也深信司法會連一件都不敢追究。

任何法治國家，絕沒有科技可以走在法律前面之事，所有醫療科技施諸於人體，必須受法律嚴謹規範。尤其，柯文哲是明知犯法，且涉及人命，也明知法律可追究其所為，何以竟如此膽大氣粗挑釁？極其不幸，柯語錄是非常「政治正確」的，臺灣法律的確到目前為止是「刑不上柯大夫」。否則僅採證柯大夫自己論文所報告「自沒有腦死患者摘取器官」的諸多「成就」案例。每一案例都涉無辜病人因而喪失生命，只要這些案例經調查證實，在美國這位醫師應可獲判好幾個無期徒刑，沒錯「下半輩子都要在牢裡度過」了。然而正義果真能如此遲來，也已無法救回「沒有腦死」的冤死

病人，也無法彌補那麼多痛失親人的家庭的悲慘。

令人無奈長嘆的現實是，「柯語錄」敢如此蔑視挑釁臺灣的司法，顯然是因為台大醫院柯文哲醫師的確是凌駕在法律之上，且已經很久了。因此，別奢望衛福部敢過問台大醫院的這一特殊「醫術」，也不能期待檢察官會以法律追究柯醫師等所做的「走在法律前面」的犯行。但每一個人都要記得當急診室主任醫師告訴您，您昏迷中的家人一定會成為「植物人」，所以一定要立即「放棄急救」，必須盡快「捐獻器官」的時候。您應冷靜答：能不能允許我請另一家醫院的醫師來會診一下？在醫療先進國度，這是再平常不過的事，就是在醫療上，病患面臨重要抉擇時，徵求專業第二個意見second opinion。

對於平凡的家庭，當我們面對被醫者詐騙威脅而陷親人於慘死時，竟然只剩下這微弱的醫學自衛，因此務必捍衛生命堅持到底。

這本書，基本上是醫學科技的論述，是評議有關病患死於特殊「醫術」的事實，是醫師利用現代移植醫學所施行的不仁：為救治一位病患，而謀害另一位病患。我曾長時間沉思，在政府官員都已棄守職責，而導致人民的生命喪失了第一道防線之際，是否應將真人實事寫成一本書，點亮一盞小燈，讓人們看清這道醫療的隱晦溝隙，避免繼續有人墮入死亡陷阱而遺恨人間？

當年我在美國當白宮醫學顧問。有次我們在會診福特總

統的左膝關節舊傷。他繼續抽煙斗，我親切注目他一下。他放下煙斗會意笑說：「別擔心，我會是美國最長壽的總統」。接著他微笑說：「我會背誦這句名言，表示我頭腦很清晰。」其實他是藉機勉勵我們。這句福特總統清晰誦讀的勵志名言，竟在多年後，成為我寫這本書的正能量：" If you would not be forgotten, as soon as you are dead and rotten, either write things worth reading, or do things worth writing."

--Benjamin Franklin

我決定撰寫此書是因為我選擇了寫下值得一讀的事 write things worth reading。我深信讀了這些值得一讀的事，可以增進一份防衛自己及他人生命的醫學知識。

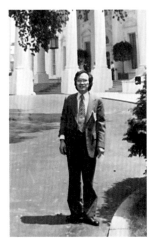

照於美國白宮
時任職白宮醫療顧問

中立者恩師謝獻臣院長
師生二人同時獲獎

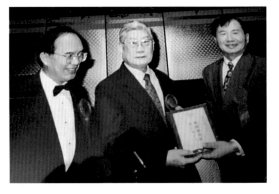

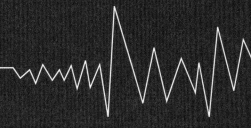

愛的相反不是恨，而是冷漠。生命的相反不是死亡，而是冷漠。

The opposite of love is not hate, It's indifference. And the opposite of life is not death, it's indifference. ——威塞爾 Elie Wiesel 諾貝爾和平獎得主、納粹大屠殺倖存者

我們必須經常選邊站。中立足以助長壓迫者氣勢，而對受壓迫者無益；沉默只會鼓舞凌虐者，不是被凌虐的人。

We must always take sides. Neutrality helps the oppressor, never the victim. Silence encourages the tormentor, never the tormented.

—威塞爾 Elie Wiesel 諾貝爾和平獎得主、納粹大屠殺倖存者

Chapter 2
拼圖人與器官移植　你必須了解的醫學常識　101

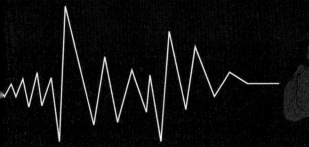
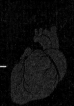

我要活著
醫生，我還活著，不要摘取我的器官

愛的相反不是恨，而是冷漠。生命的相反不是死亡，而是冷漠。

The opposite of love is not hate, It's indifference. And the opposite of life is not death, it's indifference. ──威塞爾 Elie Wiesel 諾貝爾和平獎得主，納粹大屠殺倖存者

我們必須經常選邊站。中立足以助長壓迫者氣勢，而對受壓迫者無益；沉默只會鼓舞凌虐者，不是被凌虐的人。

We must always take sides. Neutrality helps the oppressor, never the victim. Silence encourages the tormentor, never the tormented.

——威塞爾 Elie Wiesel 諾貝爾和平獎得主、納粹大屠殺倖存者

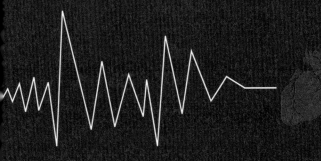

Chapter 6
有時他們會回來──錯誤的「腦死判斷」多可怕！

177

愛的相反不是恨，而是冷漠。生命的相反不是死亡，而是冷漠。

The opposite of love is not hate, It's indifference. And the opposite of life is not death, it's indifference. ──威塞爾 Elie Wiesel 諾貝爾和平獎得主、納粹大屠殺倖存者

我們必須經常選邊站。中立足以助長壓迫者氣勢，而對受壓迫者無益；沉默只會鼓舞凌虐者，不是被凌虐的人。

We must always take sides. Neutrality helps the oppressor, never the victim. Silence encourages the tormentor, never the tormented.

—威塞爾 Elie Wiesel 諾貝爾和平獎得主、納粹大屠殺倖存者

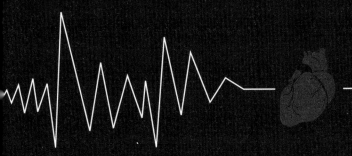

我要活著
醫生，我還活著，不要摘取我的器官

愛的相反不是恨，而是冷漠。生命的相反不是死亡，而是冷漠。

The opposite of love is not hate, It's indifference. And the opposite of life is not death, it's indifference. ——威塞爾 Elie Wiesel 諾貝爾和平獎得主、納粹大屠殺倖存者

我們必須經常選邊站。中立足以助長壓迫者氣勢，而對受壓迫者無益。沉默只會鼓舞凌虐者，不是被凌虐的人。

We must always take sides. Neutrality helps the oppressor, never the victim. Silence encourages the tormentor, never the tormented.

—威塞爾 Elie Wiesel 諾貝爾和平獎得主、納粹大屠殺倖存者

Chapter 9
正義會遲來，但不會不來　245

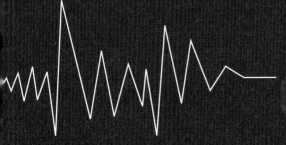

愛的相反不是恨，而是冷漠。生命的相反不是死亡，而是冷漠。

The opposite of love is not hate, It's indifference. And the opposite of life is not death, it's indifference. ──威塞爾 Elie Wiesel 諾貝爾和平獎得主、納粹大屠殺倖存者

The opposite of love is not hate, it's indifference. The opposite of life is not death, it's indifference.

第一章

從尊重生命談起

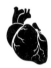

第一章 從尊重生命談起

向普天下仁心仁術辛苦奉獻的醫生致敬，

然而，

有些事病人該知道！

醫生，我還活著，別摘取我的器官

一件白袍所掩遮的殘酷事實

當我發現蘊藏在白袍下的一件鮮為人知的殘酷事實，良知驅使我執筆寫這本書。

我們的社會處處在用語言文字傳布「愛」心，宗教家在傳道宣揚大「愛」，但是當我們目睹耳聞受害者的不幸遭遇，總以事不關己或無能為力而冷漠以對，以致使司法的不公，社會的不義，醫療的不仁長期在陰暗裡滋生蔓延，正嚙食著我們賴以生存的根本。極其不幸，仍然很少人願意致力將暗箱裡的真相揭發，攤在陽光下。儘管如此做，可避免很多人繼續受害，包括喪失生命。

器官移植是救人的現代醫術，且可讓捐贈器官的逝者遺愛人間。但為了挽救一位病患，而去摘取另一位活著正待醫治的昏迷病患的器官，而促其死亡，就違背了醫學倫理，應也觸犯了刑法。這種事確實在臺灣一再連續發生了！且執行此特殊「醫術」的柯文哲醫師等，已自行在國外英文醫學期刊發表報告。但由於醫界同行或冷漠或偏袒相護，外界難窺真貌。因而，暗箱得以持續作業。直到廖國棟、蘇清泉二位醫師立委在立法院以「柯文哲在2000年發表的論文作為根據，指責台大醫院近15年來共對26例重創患者，給降血壓藥及裝入葉克膜，讓病患心跳終止，便於進行器官摘除手術」提出質詢。

質詢後（2014-11-21）自由時報報導，標題：

把醫界全扯進去是為哪樁？

〔記者林惠琴、黃文鍠、黃邦平／臺北報導〕立委質疑台大醫院器官移植，疑似用降血壓藥物讓腦死者停止心跳，以利器官移植而有爭議；但財團法人器官捐贈移植登錄中心董事長李伯璋指出，器官捐贈過程相當嚴謹，必須要家屬同意放棄治療，醫療單位才能夠進行相關手術⋯⋯。

李伯璋受訪強調，目前腦死判定包含反射神經測試、呼吸測試，但若相關部位嚴重創傷，恐怕永遠無法判定腦死，醫院只能轉向徵求家屬意見，詢問是否放棄治療，再執行器官移植，而使用藥物會是在同意器捐後，是有止痛效果，更可以讓病人善終。

一位醫學中心外科主治醫師則強調，立委指控根本是選舉操作，移植過程怎可能隻手遮天，本來柯文哲沒什麼朋友，但立委為了拉柯文哲下馬把醫界全都扯進去、破壞醫界名聲，「我們就不得不全站出來挺他了」；他也認為，衛福部和台大醫院都應該出面嚴正抗議。

這位醫師表示，不管是藥物試驗或是器官捐贈，流程管制都很嚴格，行政、醫師、同儕之間監督都很嚴，「臺灣的器官捐贈做這麼久了，又不是共產國家可以亂搞」，若是醫生亂做，衛福部會管、醫院會管、同事也會管。

他解釋，立委指控的流程根本是顛倒黑白，可提供器官的捐贈者要經判定腦死，要是心臟停了，器官也不能用，所以有時還要設法以人工幫浦維持血液循環保持器官功能，才能順利移植。

醫生，我還活著，別摘取我的器官

■ 柯P團隊用加工到底做了哪件事？

　　加工使沒有腦死者停止心跳

　　此新聞報導標題就有失平實。立委僅質疑「柯文哲等」個人所為，根本沒有「把醫界全扯進」。報導提出的「爭議」是「讓腦死者停止心跳」。但柯文哲等論文所明書的是自「沒有腦死者」摘取器官供移植；蘇清泉等立委所質詢的也明確是據柯P自己的論文所寫的，自「沒有腦死者」摘取器官。「腦死者」已屬死的人；「沒有腦死者」是活著的人。自「沒有腦死者」摘取器官而致人於死亡才是「爭議」所在。

　　此報導一開章就蓄意將「沒有腦死者」改為「腦死者」，顛倒是非誤導讀者，顯已偏離公正報導。我曾兼任過中國時報的總主筆，深知執筆如執刀，若不能心存善念，不深明職責所在，常會造成難予挽救的誤差，甚至導致助紂為虐殘害無辜（附錄1.）。

■ 極悲慘的冤死算不算「善終」？

　　李伯璋董事長所說明「更可以讓病人善終」，也與事實有違。因為未判定腦死，就活活被摘取器官而喪失生命，是極慘痛的「冤死」並非善終。李董事長強調，「目前腦死判定包含反射神經測試、呼吸測試，但若相關部位嚴重創傷，恐怕永遠無法判定腦死」。依據當時已明訂的「腦死判斷程序」（1987年發布），規定「因頭部外傷致臉部重創、頭圍太小等特殊情況，致無法完成或不能確定前項測試結果者，應進行其

他測試，或必要時佐以儀器進行輔助測試」。因此，病患是否腦死，是絕不可能有「恐怕永遠無法判定腦死」的情況。因為「腦死」後必然在數日內走向「呼吸、心跳停止，瞳孔放大」的死亡。柯文哲醫師本身在他為移植協會所撰的論著，也明述：「絕大多數符合『腦死』標準的病人會在48小時內，心臟停止」而死亡。這是很簡明的事實，醫師或不是醫師都明白「永遠無法判定腦死」，當然就是活著的人。所以，以「無法判定腦死」為理由，而「轉向徵求家屬意見，詢問是否放棄治療，再執行器官移植」，顯然沒有對家屬說明實情。實情是「無法判定腦死」，就是活著的人。此時被摘取器官，人就慘死了。

醫師如何向病人家屬開口徵求放棄治療、捐獻器官？是否據實告訴家屬，他們的受傷家人仍活著，但因為有其他病人急需器官，是否同意放棄治療，以便我們儘早摘取器官供移植？報載的李董事長的說明，已證實了臺灣確有「尚未判定腦死」的患者，就被醫師勸說放棄治療、捐贈器官的事實。這難道不是利用一般民眾缺乏現代醫學知識，且長期深信醫師必會救人，絕不會害人命？還有，李董事長顯然忽視了最關鍵的一項，病人「沒有腦死」或「尚未判定腦死」是活著的人，任何人，包括家屬，都沒有權力同意剝奪他們的生命。

▪ "不得不全站出來挺他了"

在此新聞報導中，除李董事長所做說明，另報導了「一

位醫學中心外科主治醫師」的評論，但未指出那個「醫學中心」？也不具此位醫師尊姓大名？

報導：「他解釋，立委指控的流程根本是顛倒黑白，可提供器官的捐贈者要經判定腦死」。但事實是，柯文哲的論文明書被摘取器官的病人是經判定「not brain dead沒有腦死」。這位醫師的「解釋」，若不是「顛倒黑白」，什麼才是「顛倒黑白」？

此位「醫師」又論述：「『臺灣的器官捐贈做這麼久了，又不是共產國家可以亂搞』，若是醫生亂做，衛福部會管、醫院會管、同事也會管。」。

他信口說的「共產國家可以亂搞」，如此詆毀所有共產制度國家，的確有失公允。我當立委時，就和葉金川衛生署長訪問過烏克蘭，我趁機實地考察他們有關監管醫療的措施，確有做到工農和富人是平等，不像有些資本主義國家太過份金錢掛帥，導致富人和窮人的醫療差距太遠。尤其在器官移植醫療上，也偏差為「捐器者是窮人；受贈者則是富人」。在大陸網路「國事解讀」（2017.05.06）登載一位中國人在莫斯科生活四年的體驗報告，提到：「俄羅斯實行全民醫保，統統由國家買單，一旦生病，醫院會派車把病人接到醫院，一切都不用花錢。」我沒有在那兒生活過，不知實情，但在「共產國家」醫生地位應該不會高階到「可以亂搞」。

這位匿名醫師他以自己的「虛構、竄改」痛責醫師立委的合情合理合法的質疑，且立委俱體提出了有憑有據的柯文哲所著「論文」為證。論文明書「自沒有腦死的病人」摘取器官。

但眼前這件事實的過程，千真萬確所呈現的卻是：「醫師和醫院摘取沒有腦死患者的器官，這麼久了。衛福部卻不查，而醫師同事則顛倒黑白胡說惑眾，使沒有腦死的患者慘遭摘取器官平白冤死，連家屬也因被蒙騙而無從伸冤求賠」。

此位醫師又另扯出：「但立委為了拉柯文哲下馬把醫界全都扯進去、破壞醫界名聲，『我們就不得不全站出來挺他了』」。搞謊言惑眾，人多就是「正確」？然而，事實是十分明確，且有立法院記錄隨時可查，所質詢是一件違法的醫療行為的個案，那來「把醫界全都扯進去」？其實個人醫師有違誤行為，本就應加以檢討糾正，如此方能維護整體醫界的信譽，保障求醫患者的權益。這位醫師扭曲事實，最終目的就在他所提出的「我們就不得不全站出來挺他了」。這才叫做「選舉戲碼」！他最後的「建議」也最離譜，竟不是要衛福部依職責「公正調查」，而是要衛福部「出面嚴正抗議」，難道衛福部是柯文哲醫師的個人「衛護部」？如此離奇離譜的「報導兼評論」，是為了要掩埋已露出冰山一角的「不法摘取器官」？目的是為了讓「不法摘取器官」繼續暗箱作業？竟對眾多昏迷的病人不幸被摘取器官而身亡，未給予任何憐憫與關注。

另今日新聞報導：

〈醫界不滿！ 指台大強摘器官 1.5萬人嗆蘇清泉下台〉

……包括台大婦產科名醫施景中以及醫勞盟成員等人在臉書發起活動……要求蘇清泉辭去醫師全聯會理事長，不到一天已有1.5萬人參加。……（2014.11.21　記者陳鈞凱 台北報導）。

醫生，我還活著，別摘取我的器官

自由時報報導：

〈強摘器官疑雲引發爭議　蘇清泉：未指名任何人〉
……　國民黨立委蘇清泉、廖國棟昨暗指無黨籍台北市長
候選人柯文哲針對未判定腦死患者使用藥物，葉克膜強摘器
官，引發醫界大反彈。對此柯文哲回應，要蘇清泉勿躲在立
院，出來面對。蘇今發表聲明澄清，強調質詢過程，並沒有
指名任何人。……」（2014.11.21　自由時報　即時新聞/綜合
報導）

　　不法摘取器官事件，尚未客觀檢討，台灣醫界就突然陷入
紛擾。其間只有一個人得全利，其他人全被損了。此一人就是
柯文哲先生。大家所爭議的原是柯文哲所做的「器官移植」。
此事實，由柯醫師詳盡報導於 Clinical Transplantation 2000：
14 152-156。此論文第一段就開宗明義陳述：因台灣腦死捐器
官每年只一百上下的案例，用無心跳器捐可做為增加額外的器
官。接著就明述器捐的病人，是「不適生存但沒有腦死」。
　　蘇清泉醫師應是醫醫相護為柯醫師留餘地，質詢時緩和
為「暗指未判腦死者」。事實上，蘇委員據以質詢的柯文哲著
論文己明書病人是「沒有腦死」，沒有腦死就確定是活人，當
然比「未判腦死者」是嚴重得多。蘇委員聲明中，提到在接獲
具名指控後，「馬上徵詢魏崢教授、高資敏教授、李教授……
的意見」，但他應該是記錯了。如果有徵詢我，我絕對會建議
實事求實，無辜病人都冤死了，必須據實明述，絕不能含糊暗

示。另外，我不太相信果真有1.5萬位醫師參加嗆聲。在一天內1.5萬位中若有一人翻閱過此論文，明瞭真相，則必然挺身指出「沒有腦死，絕不可摘取器官」。由此事紛爭，我們可學習到，即使號召了不明真相的1.5萬人也不能就證明自己正確，尤其醫學事務不是人多就可「改真成假」。此一醫界紛擾會長存於台灣醫史，但此刻讓我們一起關心那些已冤死的病人及未來如何避免慘劇重演。

◼ 就醫的病患才是主角！

平心而論，醫師的醫療行為，並不是醫師單方面的事，被醫療的病患才是主角。這位主治醫師要醫界「全站出來挺他了」，他竟完全沒有考量到在這事件中，最孤寂的、最可憐的是因頭傷昏迷前來求醫治的患者，正如這位23歲青年，被摘取器官而冤死。他們的家人因完全信賴醫師，而至今仍完全不知實情。醫醫相護，其惡猶如官官相護。如此罔顧求醫病患的生命權益，不僅違逆醫者誓言，也毀了臺灣最珍貴的醫病長期互信關係。

從這篇「自由時報2014-11-24」的大幅報導之後，臺灣泰半媒體取向就人云亦云，完全依照「李伯璋董事長的說明」與「一位醫學中心外科主治醫師的評論」，一面倒撻伐譴責質詢的二位立委及醫界的質疑者。媒體的標題，有：「瘋了，控醫師殺人」、「白色巨塔受辱」等等。

醫師一手操導患者的健康與生命，自當接受嚴謹的自律及他律的規範。柯文哲等被質疑涉嫌摘取沒有腦死患者的器官。

醫生，我還活著，別摘取我的器官

如果是被誤會，就據實說明糾正誤會。若係惡意誹謗，自可訴諸於法。如果是事實，就應該坦承，並接受公正處分。媒體必須以社會大眾的利益為著眼點，尤其攸關生命的事件，必須據事實報導，也同樣必須據事實評議。

▪ 《和田移植》的官司

日本也曾發生移植爭議案例。1968年日本札幌醫科大學和田壽郎教授，從已確定腦死的病患摘取心臟做移植。但那時腦死做為死亡判斷，醫界本身也尚存疑議，導致和田教授被控故意殺人罪。直至1970年才以證據不足不予起訴。和田教授的同事著名作家渡邊淳一醫師將這故事寫成暢銷小說《和田移植》一書。在日本，和田壽郎教授的醫德醫術是備受推崇。但在他被控「故意殺人罪」後，他做有條有理的辯護，但從未口出惡言粗話。柯文哲醫師與和田壽郎教授有著非常關鍵的截然不同，柯文哲醫師是從「沒有腦死的活人」摘取器官，當時臺灣「腦死」的早已明確立法，因此被疑有涉嫌犯法；和田醫師則是自「已腦死的死人」摘取器官，涉嫌是因日本尚未立法。柯醫師對二位醫師立委的質詢，迄今未做任何據實具體答詢，只是口出惡言粗話極盡辱人的能事。

日本媒體對腦死就可摘取器官有不同的看法，和田教授也因而受到部份媒體嚴峻批評他有違醫學倫理。平心而論，柯文哲醫師等係自「沒有腦死的，活著的病人」摘取器官，要比和田壽郎教授的涉嫌「故意殺人罪」，恐怕在證據上要具體

得多，但臺灣媒體對柯文哲所為幾乎沒有任何質疑。最令人失望難過的是上揭長篇大幅「自由時報」的報導，並沒有為「沒有腦死」被醫師摘取器官而死的病人，說一句公道話。這些位冤死的病人，也是我們社會的善良百姓，難道全然不值得我們關心憐憫？之後，臺灣的媒體也幾乎沒有聲音同情關注冤死者和他們的家屬。對受害的無辜者，如此「冷漠」無情誠令人心寒。「愛的反面不是恨，而是冷漠；生命的反面不是死亡，而是冷漠」，此時更能體會「冷漠」無情，使人間寒澈而了無暖意。

■ "沒有腦死的活人被摘取器官"

　　我初次風聞有臺灣醫師曾在醫學期刊論文，自行報導「自沒有腦死者摘取器官供移植」事，是多年前在美國人工器官協會ASAIO年會中。在茶會談話時有人提出是在*Clinical Transplantation*臨床移植學刊看過，我說這種事是不可能在有法治的臺灣發生，編輯也不會刊登這樣的荒謬論文。一位德國來的醫師接著說，他切實讀過此論文且曾好奇問過期刊編輯。編輯說在臺灣當地應是合法的，因為論文中有提及檢察官參與決定。我覺得他們愈說愈離了譜，就乾脆憤然離席了。

　　多年後，在2014年臺北開醫學會時，有一位年輕醫師很客氣問一些人工心臟的問題，因他看到公佈的一項人工心臟發明專利有我的名字。接著他送我一篇醫學論文的影本。他希望我抽空閱讀，日後他再來請教我相關問題。我回去詳閱論文後，

真的令我很震驚。台大醫院柯文哲醫師為首所發表論文確實明載自沒有腦死not brain dead的昏迷患者摘取腎臟供移植，且提到檢察官核發死亡證書。我驀然憶起那年前在ASAIO年會爭議的一幕，此刻才明白當年那位德國醫師，確實是有憑有據的質疑，反而我所表現的是不求真的粗陋無禮。我心中也浮起另一項疑惑，臺灣從事器官移植的醫師何其多，應該會看過這一論文，為何他們未加質疑並糾舉？但後來我又看到醫界人士對立委的質詢，尚未明真相之前，一天之內就號稱已發動眾多醫師挺柯文哲醫師，對質詢醫師立委啟動罷免抗議，且極盡羞辱，真的是敲山震虎嚇野貓！誰能不驚憷於臺灣「白色力量」不明事理的洪荒蠻力？我也就略明瞭了，為什麼多年來臺灣醫界對如此明確的不當不法的特殊「醫術」，未能及時加以糾舉？

然而，做為醫者之一，明知會因而受詆毀攻擊。現實上，我只能期盼那些位被摘取器官而喪生的人，會感知我的用心良苦，但他們永遠不會說話了。無論如何，我仍認為理應為維護醫學倫理，力阻權威名醫繼續剝奪無辜患者的生命，儘管他們是為了救治他們認為更重要的其他病人。

職故，在我看完柯文哲醫師等的論文，當夜就趕寫了一文：〈他們死得不明不白！——評議柯文哲醫師涉嫌「不法摘取器官」〉。

此文發表後，果然接到一些恐嚇漫罵，但卻未見針對此事的理性討論，頗感納悶遺憾。柯文哲醫師本身對媒體的相關追問，只斷斷續續的回應，包括：辱罵「他媽的」、威脅「高資敏具名我就告他」（當時他明知我是具名撰述評議，否則柯醫

師怎來「高資敏」三字？ 按誹謗追訴期是六個月，當時還在追訴有效期限內。），推諉「我只做了一半」、「是要指控柯文哲或台大醫院？」、「檢察官有給死亡證明書」等。除了上述顧左右而言他的論點，柯文哲醫師至今仍沒有對事實做據實具體回應，完全將「摘取沒有腦死病人的器官」不當一回事，或許這是掩遮真相的另類策略。

■ "如果真有問題，家屬早就告上法院"

論文的另一著者，陳益祥教授則提出了「如果真有問題，家屬早就告上法院」，此說這只是律師式的辯駁，並不是醫學的求實。問題是原本來求醫救治的昏迷患者，早已死得不明不白。至於他的家屬，主治醫師也沒有告知他們真相。家屬不知道真相是「傷者沒有腦死，是活著的人，是因為被醫師摘取器官而死」。不知這一真相事實，當然「沒有提告」，也「無法提告」。因此陳益祥教授以「沒有告上法院」，來證明自「沒有腦死者」摘取器官乙事是「沒有問題」，他的說辭無法令人信服。況且「沒有告上法院」也不能用以證明死者和家屬，都是自願為了捐獻器官，而心甘情願犧牲自己的生命；而家屬也心甘情願為配合醫師讓自己家人冤死、慘死。

然而，很現實的是，衛福部竟然就此不追究？媒體也不再追問？人命關天的事怎會是這樣的「無言結局」？是否由於醫醫相護？是否因為臺灣民眾對威權醫師的過份盲目崇拜？但此事關乎醫學倫理，涉及民眾的生命權益，儘管時空變換，仍然

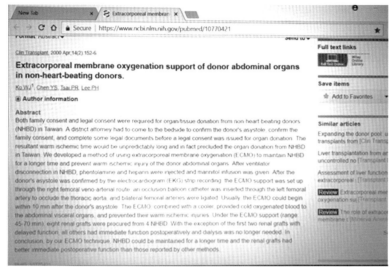

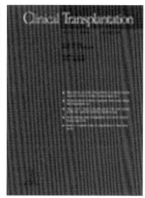

柯文哲醫師二篇英文論文明確報導「自沒有腦死的病人摘取器官，供移植」，發表於*Clinical Transplantation*。
此二論文在谷歌都可查到。

值得大家省思熟慮冷靜探討。「尊重生命」是社會核心價值所在，也是維護社群相互關愛的基石。

為了明辨是與非，為了不再有昏迷沒有腦死的患者，慘遭摘除器官，當時我又再撰寫了一文，將「沒有腦死被摘取器官」的真相更具體呈現，並以比對方式說明事情過程。此文標題：〈劉海若流淚了！再評議柯文哲醫師涉嫌「不法摘取器官」〉（登載於醫師公會全國聯合會臺灣醫學生聯合會《醫聲論壇》2014.11.23.）：

二位醫師立委蘇清泉、廖國棟質詢了柯文哲醫師涉嫌「不法摘取器官」。之後，我也發表了一篇〈他們死得不明不白〉評議不法摘取器官乙事。

我接到不少電話，其中有「再敢批評柯P，你就會死得不明不白」的氣話。但多數的電話，都表示對此事「霧煞煞」，與選舉有無關係？我的答覆是與選舉沒啥關係，但與您及一般大眾的生命權益有密切關係。為了將事情說明白，容我以過去的二件「實事」做類比解釋。

2005年5月10日香港鳳凰主播劉海若在倫敦出了車禍重傷，醫師一度錯判腦死，認定已救治無望。劉海若是名主播，是臺灣人，因此一度考慮轉送臺灣台大醫院。最後決定轉送到北京宣武醫院，由神經外科淩鋒醫師主治。二個月後2005年7月8日她無語流淚了，15日神智恢後。康復後，回電視台工作迄今。

2013年5月28日，台大醫院曾御慈醫師被酒駕碰撞重

醫生，我還活著，別摘取我的器官

傷，由台大醫院柯文哲醫師主治。柯醫師陳述：「整件事情是這樣的，我身為臺灣第一號急救專家，也是台大外科加護病房主任，又是創傷醫學主任，世界葉克膜專家，可是我卻救不回她。⋯⋯那一天我沒有做錯任何事⋯⋯既然這樣那就不要急救了」。他沒有提的是「我原本就負責台大醫院器官捐贈業務」。柯醫師最後在追悼會讚揚曾醫師：「當她的生命最後無法挽回時，曾醫師把一切有用的器官捐贈出來，包括心、肺、肝、腎、眼角膜、皮膚、骨骼。」

在此二案例，關乎二位昏迷的腦傷年輕女性，她們已不能語言。他們分屬的二位主治醫師，醫學理念上，有些細微差異，可能因而決定了她們各自的命運。凌鋒醫師說「當病人還有一線希望的時候，哪怕1％的希望，作為醫生應該盡到100％的努力」。柯文哲也很重視責任。他致力醫治重症外，同時也要主管台大醫院獲取捐贈器官，用以救治其他病患的業務。

二位醫師，凌醫師專職醫治病患，無分心負擔；柯醫師還「一肩扛起器官捐贈分配系統」業務。他發表的英文論文都在擴大器官捐贈源，而不是重症救治。也許他的心思天平似乎已傾向器官的摘取。他曾說：「如果有一天我拿醫學奉獻獎，應該是全國器官捐贈移植登錄系統，而非葉克膜（按指重症救治）」。這傾斜的思維對獲取器官供移植是有助的，但對重症急診的病患與家屬就非常令人擔憂。

且將二位易位而處，劉海若假設由柯醫師主治，可能就「不用急救了」，也避免長期照護，而立即成為器官捐贈

者；而曾御慈假設由凌醫師主治，因凌醫師的堅持，也可能有機會在二個月復甦過來，再回到台大醫院工作。

美國政府明文規範：「為了獲得病患、家屬及民眾的支持與信賴，醫治病人的醫療團隊，與需求器官移植的團隊，是必須明確切割」。尤其，醫治病人的團隊絕不容許受需求器官的團隊絲毫影響，否則難免因需求器官而提早放棄救治。

我國於76年立法的「人體器官移植條例」第5條明文「前條死亡判定之醫師，不得參與摘取、移植手術」。立法意旨與上揭美國明文規範是一致的。但極其不幸，在台大醫院竟然將必須切割的二團隊，集合於柯文哲醫師一人身上，毫無制衡的權力令人憂懼。連他的學生曾御慈醫師，他也以「應該會腦死」為由，未繼續救治，而使她成為器官捐贈者，遺愛人間，但也遺憾人間。

柯文哲醫師將四名到台大急診的患者，尚未腦死，且有心跳，就以藥物使心跳停止，並立即摘取各2個腎臟，共8個腎臟，移植給8位腎臟病患。當然他們對柯醫師非常感激。但當他們知道腎臟是如此悲慘取得，他們也可能寧願繼續洗腎。

當年追隨柯文哲，也掛名於論文的陳益祥醫師，對立委的質詢，在專訪中，提出部份說明。

陳醫師說：「如果真有問題，家屬早就告上法院」。事實上，病人家屬是必然相信醫師的話，尤其台大名醫的話。柯文哲醫師對曾御慈的傷況預後，如是大膽假設：「最後應

醫生，我還活著，別摘取我的器官

該會腦死，所以即使再怎麼救，結果也不會比嚴重的植物人更好，所以當老師的我就做了決定，『不要再急救了』」，病人家屬能不同意嗎？能告上法院嗎？但換成淩鋒醫師，她認為曾御慈雖只有1%機會復甦，但她願全力以赴，家屬會不同意嗎？仍忍心任其死而捐贈器官嗎？真相只有一個，台大醫院有捐贈者記錄，自可請他們出面說明。就知道當年，醫師有沒有告訴家屬，病患仍有可能復甦，且有可能再過正常生活？

陳醫師說：「當年救治的患者，都是無法經過腦死判定的病患。」但在二篇論文就分別明書「23 male brain lesion incompatible with life but not brain dead. 23歲 男性 腦疾，不適宜生存但沒有腦死」、「 they suffered from severe brain lesions incompatible with life, but were not brain dead.他們患嚴重腦疾不適宜生存，但沒有腦死。」Brain lesions腦疾當然可做腦死判定。依「人體器官移植條例」的第4條，尚有心跳病患，必須有腦死判定才可摘取器官。不能僅憑醫師主觀「最後應該會腦死」，就決定不急救，而摘取器官。前衛生署長楊志良教授對此事件，認為沒有腦死絕對不能摘取器官，否則就是謀殺。話雖重，但法律確是如此。

柯文哲醫師是該二篇「論文」的共同作者，除指責別人抹黑，只辯稱說「我只做了一半」。自沒有腦死者摘取器是違逆醫學倫理，觸犯了刑法。並非「我只做了一半」，就可置身事外，逍遙法外。

柯P說過：「只要有討論，社會就會有改變的希望」。

台大醫院婦產科醫師、及一群醫界的支持者，未能平心靜氣討論，就冒然向盡職的醫界立委吶喊痛批。這不是仁心仁術的醫者所應為。

我們就以柯文哲為首要著者的第一篇論文來略做討論，柯醫師所謂「無心跳」的四位器官捐贈者，並非無心跳。此四位雖垂危，但尚未判定腦死，且有心跳，仍是醫學上、法律上的活人。由柯文哲的論文明確說明4位的呼吸器都先被移除，再經靜脈注射10毫克酚妥拉明（註phentolamine降血劑，規定用量的二倍）。「等心跳停止後，記錄心電圖作為無心博的法律檔」，再請檢察官「確認捐贈已無心博」。從這一柯醫師自己報告的「醫術」，顯已足以證明柯醫師等是「以停止呼吸器及注射藥物導致四位的捐贈者心跳停止」，使原有「有心跳的活人」頓成「無心跳的死人」，再取器官惠贈其他病患。如此做法，雖受贈器官者受惠，但捐贈者就此喪失生命了。醫界支持柯文哲的同道，您們宜努力為柯P解套，此一他犧牲病患生命也為自己打造的牢結。

劉海若小姐，在昏迷二個月後流淚了；我們醫界最優秀、最慈愛的曾御慈醫師，連等待同樣際遇的機會都被剝奪了，我們能不傷悲嗎？

■ "自封「臺灣第一號急救專家」"

柯文哲醫師決定不再救治他的學生曾御慈醫師的「理由」，由他自己宣稱是他主觀認定「應該會腦死」，顯示曾醫

醫生，我還活著，別摘取我的器官

師當時並未被判定腦死。柯文哲醫師強調他是以他的「威權」地位做此「摘取器官」決定。他自稱他是「臺灣第一號急救專家」、「世界葉克膜專家」。臺灣有否舉辦過醫師的「急救醫師專家」競技賽，何時柯文哲脫穎而出贏得了「第一號」？而置全臺灣其他從事急救眾多醫師都在其腳底下？此「第一號」，除了柯文哲自封為王外，有經學術機構，包括台大醫院，認可嗎？葉克膜已使用快半世紀了，是一項普遍使用的醫療儀器。柯醫師又不知如何獲得「世界葉克膜專家」的頭銜？這些自封的「頭銜」，當然不能用以證明他所做「應該會腦死」的判斷有任何依據。

　　無論如何，「放棄急救」、「捐贈器官」是必須以「腦死判定」為依據。不是任何醫師說了算，就可摘取「病人的器官」。更不是做「老師」說了算，就可摘取「學生」的器官。

■ " Incompatible with life不適宜生存 "

　　柯文哲醫師等所明述摘取器官的「理由」是被送進台大醫院急診室的這位頭傷患者，並「沒有腦死 not brain dead」，但柯文哲醫師等認為這位沒有腦死的活人已是「不適宜生存 incompatible with life」。因而，他們就促其死亡而摘其腎臟供移植之用。"Incompatible with life" 詞意類同德國醫師 Alfred Hoche 和律師 Karl Binding 的合著的 *Die Freigabe der Vernichtung Lebensunwerten Lebens*，英文直譯是「Allowing destruction of life unworthy of life」。然「life unworthy of life」

與「incompatible with life」都不是醫學診斷，而只是醫師的主觀將他人認定為「不值生存」、「不適生存」的人。當初二位德國學者全然沒有惡意，也未料到希特勒納粹會利用這Lebensunwerten Lebens 並非醫學診斷的「詞彙」做為終結他人生命的「藉口」。

納粹黨用種種方法包括諸多醫術終結他們認定「不值得活」的生命，這些方法通稱為"euthanasia"，希臘原文意指"good death"，也就是中文的「善終」。許多德國醫師從事"euthanasia"，謀害了數百萬無辜的生命，但他們全然不認為有違背醫學倫理，因為他們認為他們只是將本就該死的人給予「善終」。當年被控訴的多位納粹國家醫師自始至終都理直氣壯，不承認為他們有任何錯誤。他們的支持者更認為「控醫師殺人」的那些人，是瘋了！

當有醫師質疑柯文哲等醫師自沒有腦死的活人摘取器官而促使死亡，違逆了醫學倫理。柯醫師的反應不但理直氣壯，且破口大罵質疑的同行。報載李柏樟董事長則認為他們所為包括給了麻醉藥，是給這些未被判定腦死的病人「善終」。

醫師將「不適宜生存」者促其死亡並摘取其器官，是給予這些病人「善終」，應是功德一椿，何罪之有？反而質疑者才是不當。2014年支持柯文哲醫師的大媒體，也標出了大標題「瘋了！控醫師殺人」。但問題的核心是 Lebensunwerten Lebens 與 Incompatible with life 都不是醫學診斷，只是醫師的片面主觀認定，並不能用為強奪他人生命的「藉口」或「理由」。

醫生，我還活著，別摘取我的器官

在德國，這 Lebensunwerten Lebens 謬誤的混淆觀念，從只是謀害少數人的個案開端，竟在1930及40年代釀成屠殺六百萬人類的大災禍，有許多德國很優秀醫師也做了主謀或幫兇。此「藉口」最先使用於殘障兒童，納粹認定殘障兒童成為社會負擔，決定將他們的小生命一批一批以毒氣終結。因為這不是醫學診斷，他們連身體檢查都免了，只需填表就可做此「認定」。

在臺灣，柯文哲等所著2000年的「論文」報導中，僅提出台大醫院「一位」沒有腦死的病人"a male not brain dead but incompatible with life"，被犧牲做為器官捐贈者。在2005年的「論文」報導中，則提出被犧牲做為器官捐贈者，就已是「他們」了，"They suffered from sever brain lesions incompatible with life, but were not brain dead"。顯見被做摘取器官的冤死病人從「一位」開始而成「他們」，人數顯著加速增加。

▪ "柯文哲的存在，就是台大醫院的價值！"

柯文哲醫師等長期所使用 Incompatible with life 一詞，不但未見有任何客觀認定標準，連填表都可免了，顯然只是憑柯文哲等權威醫師的個人主觀認定。這一點，希特勒該自嘆不如，這應是因台大醫院給予柯文哲醫師這「絕對的權力」。但必須嚴肅思考台大醫院和柯文哲醫師都沒有合法權力，藉「Incompatible with life」一詞剝奪病人的生命，縱使無償取得的器官是為了救治其他病人。

「柯文哲的存在，就是台大醫院的價值」：

柯文哲醫師在自撰自編的「柯語錄」將自己定位：

「柯文哲的存在，就是台大醫院的價值」（柯語錄17）

「榮總跟台大有什麼不同？台大醫院有柯文哲，榮總沒有」（柯語錄6）

希特勒當初在德國，尚無法達到如柯文哲醫師在台大醫院的地位，也不敢自我標榜「希特勒的存在，就是德國的價值」。柯醫師在台大醫院恃其位極崇隆，可藉口 Incompatible with life 一詞，就可摘取沒有腦死病人的器官，而促使病人死亡，是極端的危險。我們若未能及時加以遏止並糾舉，則後果不堪設想。

或有人為柯文哲醫師辯護，這些病患都是已昏迷，有家屬同意就可摘取器官。至於因被摘取器官而死亡者，本就已重度傷病，已是半條命了。其實，現代法律觀念，在人昏迷無法自衛時，將他謀害，是趁人之危，是罪加一等。人昏迷但沒有腦死仍是活人，法律上沒有人可授權他人將活人謀害。醫師是絕不可自有腦死的病人身上摘取器官，而促成死亡。縱使取得家屬的器官捐贈同意書，也無法免於刑責。

我們必須堅持，現代全世界文明社會，是絕對不容許藉個人的主觀判定而剝奪他人的生命。

戰後德國的國家檢察官對納粹枉殺無辜繼續追訴，已長達七十年，最後一位受害者的家屬已84高齡，去年還自美國到德國出庭做證。她住家的地方，離我辦公室很近。納粹濫殺

　　醫生，我還活著，別摘取我的器官

無辜時，她13歲被關進集中營。因為她長得比別的孩子大，被誤以為是大人，而留下做大人苦工，沒有遭受毒氣處死。德國現在所追究的納粹餘孽，已只剩下那些自認當年只是「奉公守法」，目睹屠殺卻只知「明哲保身」的納粹公務員。他們年邁了，有的終於能反思而明大義。坦承當年如能憑良知，關懷他人的生命說出真話，當時一面倒的濫殺情勢並非完全不能翻轉。

台大醫院柯文哲等醫師執行自「沒有腦死」的患者摘取器官，參與實際工作醫療人員雖只是幾人。但旁觀而知實情者何其多，且都具很高的醫學專業知識，當然都明白沒有腦死，就是活人。他們也明白權威醫師所說的「應該會腦死」、「一定拼出一個植物人」、「不適宜生存 Incompatible with life」，應是出於為了急需器官供移植所做的「臆測」、「藉端」及「造理」。他們有的也曾目睹在摘取器官手術臺上，病患心跳恢復的怵目驚心。連執行摘取手術的外科醫師都向媒體披露了：「心臟都還在跳，誰忍心器捐？」。

台大醫院是國家設立的，是為服務國民而設，在此就職的都是國家優秀的公務員，職位也受到保障。此時此地，難道不能為「沒有腦死被摘器官」的不幸病患說出事實？當權威醫師漫罵外界的質疑者「他媽的」髒話，電視上的名嘴為他幫腔謾罵人時，您們的冷漠無語，對得起您們一身奉獻的醫療專業嗎？當德國還在追訴納粹餘孽時，臺灣竟有醫師公然使用 Incompatible with life 一詞於前來求醫的可憐病人，做為喪其命取其器官的「理由」。這是不是隱藏於白袍下的人間至悲至

冤？。如果繼續姑息容許以「不適宜生存」為藉口摘取病人的器官，醫學倫理將蕩然無存，也終將摧毀生命至高的社會核心價值。

■ "我已經是臺灣最厲害的重症醫師"，但不是神！

我發表對未腦死就捐器官的評議時，有位中年醫師直接找我。自稱是柯教授的崇拜者，開口就直指責我「看到黑影就開槍，醫學學術浮淺，又不明是非」。他拿出臺大醫學院柯文哲教授等於2005年發表的另一篇英文論文，主題是〈*Expending the donor pool* 擴大捐贈者水坑〉（2005年 *Clinical Transplantation* 2005：19：383-390）。他手指內文劃紅線的 Potential doors 潛在器官捐贈者：「They suffered from sever brain lesions incompatible with life, but were not brain dead.他們患嚴重腦疾不適合生存，但沒有腦死」。這位中年醫師理直氣壯指責我：「這些人雖沒有腦死，但已不適生存，那為什麼不能捐出器官來遺愛人間？」。我問：「誰可以決定他們不適生存應捐出器官？」。答：「柯P！」。問：「為什麼？」。答：「柯P是臺灣最厲害的重症醫生」。問：「誰說柯P是臺灣最厲害的？」答：「柯P！」。他立即又拿出柯文哲著《白色的力量》，翻出第55頁，有劃紅線處柯文哲醫師確實寫著「我已經是臺灣最厲害的重症醫生」。有書為證，我頓然驚訝得語塞了。這位中年醫師得意笑了。他繼續說：「你要明白，這邊是一個無業遊民頭傷昏迷，另一邊是擁有一萬員工企業的權貴董

座，急待一顆腎臟救命。難道你不會決定立即以 Incompatible with life 為由，摘取遊民的器官救董座嗎？」我斷然說：「不會！」他生氣了：「你是假道學沒水準。」我解釋：「這說法對某些人是很合理的思維。但對醫師而言，遊民和董座的生命在生命的天秤上是完全均等。他仍顯出很傲慢，他突提出：董座有一百億元，他肯出三十億元，你會拒絕嗎？」容我這樣詮釋：一位清官，有人送十兩銀子賄賂，他怒斥；此人改送十兩黃金，他和氣地說別收買我；此人改送百兩黃金，他把烏紗帽脫了，出家遠離紅塵。當誘惑無限上升，有時聖者也難抗衡。我最後語重心長的道德勸說：「摘取沒腦死者的器官，應是為重利所誘。此舉不可能擴大器官來源，因為騙人只能騙一時。遲早大家都會明白沒有腦死就是活著的人，沒人會同意讓活著的親人被摘取器官而喪生。因此，此舉只是飲鴆止渴 quench a thirst with poison。他起立：「高醫師，我送你一本柯教授《白色的力量》。你讀了就知道柯P是我們醫界的偉大導師，也是政界的偉大救星。」我答：「不用了，因為他已簽名贈我這本大作。」我看到他氣昂昂離去，我彷彿看到當年德國納粹盲從幹部的身影。

這段真實的事，我盡可能忠實錄下談話。有些醫生的功利觀念已深植，恐已難挽回，但仍期盼「尊重生命」的信念是醫學倫理的最後防線，盼還能守住。自沒有腦死者摘取器官，是剝奪了前來求醫者的生命，他或她陷重度昏迷無法表達，而家人並未被告知實情：「沒有腦死就是活著，大都會醒過來」。家屬遭矇騙而簽署的同意書，有沒有法律上的效力？醫師一再

以家屬有簽同意書為「理由」，自恃一切合乎法規。但「沒有腦死」是活人，家屬是沒有權同意促其死亡。事實上，人體器官移植條例已明文「死者家屬」，不包括「活者家屬」。

就算柯P已經是臺灣最厲害的醫生，但不是神，不能決定人的生死。

柯文哲等台大醫院的著名權威教授，如此教導學生：「沒有腦死者可由醫師以"incompatible with life"為由，而摘取器官。」大多數醫學生對名師的誨教會深信不疑。此謬誤的想法與做法，不但將使「沒有腦死」的昏迷者，生命陷於毫無保障。如不加以及時糾正，則在可見的將來，整體臺灣醫界的醫學倫理必因而受重創。職是之故，此時此地，所有身為醫療人員，都應該挺身而出，盡一份搶救生命，及挽回醫學倫理的義務。

醫界的幾位我所敬重的賢達也有勸告我，認為台大醫院是臺灣白色巨塔的頂峰，且死者已矣，何苦為他們說話？就讓真相永遠埋沒吧！如果揭發了台大醫院和權威醫師所為，恐會影響臺灣民眾對醫界的信心？同是醫生是否我們應該投鼠忌器，此事就適可而止別再提了。而且要為自己著想，得罪了這龐大的醫學威權勢力，日子會很難過。此善意的勸說自是言之成理。

A World To Care For 待濟之世，是醫生的使命

有一項師訓我常銘記於心，是我永遠無法忘懷。就是：面

醫生，我還活著，別摘取我的器官

對權勢，我必須要勇於為弱勢病患主持正義。我自紐約大學復健醫學研究院畢業之日，恩師魯斯克（Howard A. Rusk, M.D.）院長囑我到院長室，送我一本他寫的《*A World To Care For* 待濟之世》。他說了一段話要我記住，你對每一位病人，你必須盡你所能去醫治，這是常識常理。除此之外，當你看到醫療人員，醫療機構在做錯事危害到病人時，當然病人此時必然處於弱勢，而你可能面對很大的權勢壓力，但你仍然要勇於挺身而出，明確批評糾舉。這是做為醫師的絕對責任。且唯有如此，你做為醫者才有助益於這待濟的世界。

我多年細心觀察，事實上愈卓越的醫療機構，都愈嚴謹自律，對員工也愈嚴格督促，且對外界的批評也能虛心接受。且舉一新近的實例：

美國約翰霍普金斯 Johns Hopkins 大學醫學中心，在醫德醫術都居全球頂峰。但不幸在2013年該中心有一位任教25年的婦科醫師 Nikita Levy, M.D. 被同事檢舉他有暗地拍照女病患隱私處留存的偏差行為。醫學中心立即調查，證實有此犯行。這位醫師立即被免職，並移送法辦。Levy 醫師承認犯罪，之後自殺身亡。醫學中心與所有受害人達成協議，賠償總金額一億九千萬元美金。這事件的始末，該醫學中心已於7/23/2014向媒體發佈並公開致歉。此偷拍事件，照相未外流，被偷拍者也大多不知情，造成的傷害並不大。但 Johns Hopkins 認為醫者利用醫病關係，欺騙對他絕對信任的病人，是絕對無可原諒容許。該醫學中心在道歉聲明中，語重心長結語：「我們向你保證約翰霍普金斯不是由一個個人所定位。約翰霍普金斯是由

成千成萬的員工所定位，他們來此工作決意為我們的病人及家屬提供世界級的醫療。We assure you that one individual does not define Johns Hopkins. Johns Hopkins is defined by the tens of thousands of employees who come to work determined to provide world-class care for our patients and their families.」

援引上述實例，台大醫院做為臺灣醫學界的領導，也是醫術醫德的楷模，實應自行查明柯文哲醫師等以論文所報導自「沒有腦死」的病患身上摘取器官乙事。若該二篇論文報導有誤應加更正。若證實屬實，就確定是醫師摘取「沒有腦死」者的器官而剝奪了他們的生命。台大醫院就應該如同 Johns Hopkins 醫學中心負起責任，確定多少病人沒有腦死或無法判斷腦死被摘取器官喪失了生命？之後，應立即斟酌給予被害者的家屬合理的賠償，並儘快將事件始末真相向社會大眾說明。

▊柯主市政，為何優先談設立「兩岸器官捐贈平台」？

自「沒有腦死者摘取器官」事件公諸於世後，柯文哲醫師旋就高票當選為臺北市長。我所看到首則有關柯準市長的新聞報導，並不是談「市政抱負」，而是設立「兩岸器官捐贈平台」的密商。TVBS於2014年12月19日報導：

準臺北市長柯文哲vs.記者：「說大陸器官要輸台，我不曉得，會擔心器官來源？黃潔夫那天有來找我。」

曾經捲入器官買賣爭議，柯文哲自爆不久前，和前大陸

衛生部副部長黃潔夫秘密會面談了半小時，這位人體器官捐獻與移植委員會主席，這幾天來台發表大陸現行器官移植狀況，提到將積極建立兩岸器官捐贈平台，而且大陸器官最快明年輸台，他透露兩人也早有討論」。（2014/12/19 TVBS記者盧冠妃/攝影）。

從這報導，柯準市長向媒體大方公開透露與大陸器官移植的最高領導的黃潔夫「密談」大陸器官最快明年輸台。

所謂「兩岸器官捐贈平台」，至目前內情仍是很神祕的暗箱，外人不得而知。但此事可能涉及難予抗拒的巨額金錢，如果不涉金錢，世界每個地方器官都是絕對求多於供，怎麼有可能有剩餘而需要藉平台輸出？在平台二端的仲介醫師是穩賺不賠。但大家必要明白，每一器官，在一端是欣然接受捐贈；但在另一端可能已產生一件慘絕人寰的命案。我們能不關心警惕嗎？

過去在大陸，被強摘器官的悲劇時有傳聞。在此僅舉二例經證真實者：一、2007年11月14日，「河北省行唐縣39歲遊民全革飛被謀殺後，五個器官被兇手王朝陽摘除，賣給某醫療機構」一案，河北省高級人民法院二審維持原判「兇手王朝陽死刑，5名醫生由衛生部吊銷醫生資格，涉案醫療機構受罰」。二、2009年6月，貴州省興義市一具流浪漢的屍體，器官被全部摘取，經過警方的調查發現，證實廣州中山大學附屬第三醫院的三名醫生涉案。

在許多殘酷的強摘器官案，兇手都被判死刑，涉案醫師則

只是輕處。固然是念及醫師是為了救治病人而涉案。但值得省思的實情是，器官移植手術只有專業器官移植的醫師能操作。若沒有此等專科醫師參與，就肯定不會有強摘器官的謀殺。換言之，醫師恪遵醫學倫理，就不會有上揭謀殺慘案。兩岸器官移植的二位權威醫師的密商內容，當然是令人憂心的大事。尤其，未腦死者的器官可以「不適宜生存」為由而逕行摘取的地方，大家應高度警惕；有強盜謀器官而害命的地方，更不可輕言器官輸出。

「大陸器官最快明年輸台，他透露兩人也早有討論」。「兩人」就是二位名醫黃潔夫醫師和柯文哲醫師。他們倆人若非老朋友了。臺北市長，豈是一般人想見就見得到？

過去二十年，臺灣有成千的患者到大陸接受器官移植。事實上，幾乎每件都是臺灣和大陸醫師互相聯繫做仲介。沒有醫師仲介，病人不可能像到菜市場去買肉而到大陸去買器官。何況移植後回到臺灣，仍需長期服用抗排斥的藥物。我問過到大陸換腎換肝的立院同事朋友，他們說出的當仲介的臺灣醫師，都是大家熟知的名醫。當然這些位名醫絕不肯承認這一簡明的真實。主要的忌諱是涉及龐大的仲介費及器官的不明來源。尤其，竟然能預約「移植器官」。兩岸器官捐贈平台的構想，可能是要將過去零星移植案例「統一制度化」。但如此大事僅有二位兩岸移植領導醫師密商，且柯文哲醫師對「摘取沒有腦死者的器官」乙事，尚未有任何說明交待，就再密談兩岸器官捐贈平台搞暗箱作業。兩岸「只是昏迷而沒有腦死」的病人要挫咧等了？

仍要以變通辦法摘取死刑犯器官？

自由時報（2015-06-08）報導柯文哲市長有關死刑犯器官捐贈的答詢：

「臺北市議員應曉薇詢問，市長若是你的話，你在醫院裡頭對死刑犯願不願意執行器官捐贈？對此，柯文哲答詢時略帶遲疑，隨即說朱樹勳是他的老師，朱的想法會影響他的想法，其實是中國大陸死刑犯捐器官太浮濫，搞到各國醫學院禁用死刑犯，但柯文哲接著說，這應該有變通解決的辦法。」

臺灣死刑犯器捐的問題，除了死刑犯的「自願」難予證明出於自由表述外，更重要的是所施行的所謂「腦死判定」是極其荒謬，不但時間不足，且刑場醫診設備全無。從頭至尾完全違逆「腦死判定程序」，只是一場為了獲取器官的不擇手段。摘取器官所為等同要死囚慘死二次，一次死刑的槍擊，及另一次「未腦死」摘取器官的刀割。國際移植學會（Transplantation Society）的倫理委員會早於1994年8月在日本京都集會就做成結論，認為若以死刑犯捐器官，會發生「為了獲得器官給特定人選，而加速死罪的判決及執行」等違反倫理及人權的情況，呼籲醫師「不得參與由死囚獲取器官或進行移植的工作」。柯文哲市長所說：「這應該有變通解決的辦法」，但事實是絕不可能有變通的辦法。難道要再耍騙術獲取器官嗎？死囚當然是「不適宜生存」了，但醫師絕不應插手死刑的業務，因為醫

師的專門職責和執行死刑的員警的職責是有別的。各國醫學界禁用死刑犯的器官，並不是柯市長所說「中國大陸死刑犯捐器官太浮濫」。中國大陸早已實施全面禁止用死刑犯的器官。以大陸的制度，醫師地位只是一般公務員，幾乎所有醫師必然是服膺政策。中國在器官移植科技及維護醫學倫理，都有長足進步改善，並逐漸獲國際肯定。梵蒂岡教皇科學院院長索龍多（Marcelo Sorondo），器官移植倫理的權威，過去對大陸摘取死囚器官多所評責，2017年8月在實地考察後，也稱許：「中國正按照國際準則逐步完善器官捐獻與移植體系，幾年來獲得諸多成就，這將激勵其他國家遵守規則，中國經驗在國際器官移植界，將具有相當重要的影響力」。

在全球都在禁止摘取死囚器官，台北市的醫師市長在市議會一面評責「中國大陸死刑犯捐器官太浮濫」，又立即公然認為摘取死囚器官「應該有變通解決的辦法」。實在不知今夕是何夕？

歐洲理事會反對人體器官販運公約（Council of Europe Convention to combat trafficking in human organs）甫於2014年7月通過呼籲世界各國簽署公約，共同打擊人體器官販運，保障公平移植管道，並為受害者提供保護措施、賠償依據。該會堅決反對建立合法的器官交易市場。

台北市的醫師市長，甫當選就於2014年12月密商建立「兩岸器官捐贈平台」，這是對醫者尊重生命公約的莫大諷刺。

還有最令人驚駭的是台灣容許自「沒有腦死的活人」摘取器官，且由當事人柯文哲等醫師等二度公然發表於醫學期刊上。柯文哲醫師迄未受到衛福部任何糾正。我請教過衛福部官

　　醫生，我還活著，別摘取我的器官

員，官員對相關法律，非常清楚，官員毫不避諱，直接明言就是要保護柯文哲醫師，他是大家選出的。那些冤死病人呢？都死了，還需要保護嗎？語氣很不屑，很不耐煩。官官相護，果真是銅牆鐵壁。

器官捐贈中心，更以柯文哲醫師的巨幅肖像做為器捐。顯然中心是認同柯文哲醫師所為，進而以此榮耀他。協會是醫師主導，為柯文哲醫師又另建造一道堅強的防火牆。

這麼多「沒有腦死的活人」被摘取器官而死亡，就這樣白白犧牲了生命？他們的家屬就這樣永失去了他們所執愛的家人，而未能得一絲一毫的補償？

這移植醫師為「刀俎」，昏迷病人為「魚肉」的醫術慘事。如果不加依法糾正，會不會仍在暗箱中持續進行？答案是這些位醫師並不認為他們有錯，他們為什麼要住手？現在可以確定的只有一件事，經此爭議，柯文哲醫師等再不會為炫耀「成就」寫論文報導了。

職是之故，這一次再揭發真相要求衛福部糾正，為冤死者伸冤，並為了不使將來昏迷無助的病人，又慘痛上「刀俎」。這應是最後一搏了！儘管看來仍然是小小蟻撼大大樹，但縱使赴湯蹈火，因人命關天，也應全力以赴。天佑台灣的善良子民！

▊自「沒有腦死的活人」摘取器官，沒犯法？

2014年質疑「自沒有腦死患者摘取器官」是違理悖法，媒

體雖有幾許據實報導，但總體的結果就像小狗吠大火車。微弱的質疑聲立即被支持柯文哲是「絕對沒錯」的轟隆巨響輾過。更堪憂的是，此事件如此被壓抑而沉寂，反會被人們，包括柯文哲醫師等，誤認既然不是「違理悖法」，就是「合理合法」了！

　　在一片擁護柯P轟雷聲中，我起初無法瞭解如此明確的「沒有腦死就摘取器官是違法」正如「1+1是等於2」一清二白，但為什麼一群醫師，還有一群媒體竟然會硬拗「1+1是等於0」？後來，我終於明白這叫做「政治正確」，此「權勢膜拜」與醫學倫理、社會公義無關，也與法規明文無涉。但醫師們怎能不冷靜反思，將前來求醫治的昏迷傷者，明知他們沒有腦死，竟摘取他們的器官，於心何忍？醫師易位而處，假設您或您的家人是那位昏迷傷者，您仍會認為「摘取沒有腦死病人的器官」是合情合理合法嗎？

　　台大醫院在臺北市政府管轄區。當柯文哲醫師成為市長，此事件如預期就「萬籟此俱寂，惟聞鐘磬音」了。然而，這僅存的一縷「鐘磬音」，始終在我內心深處持續清晰響著。做為醫者絕不可傷害前來求醫治的病患。醫師不能因另一端有病人急需器官救命，而就從這一端自沒有腦死的病患摘取器官而促成死亡。

　　當然依附權勢是順風飛翔不費力；抗拒權勢是逆風而行，結局泰半是孤寂淒涼的。但此事並不是一項困難的選擇，我聽從內心的鐘磬音，毫不猶疑選擇了「不為君王唱讚歌，只為蒼生說人話」。尊重生命不僅是醫者所應絕對堅持，也是所有的

　　醫生，我還活著，別摘取我的器官

人所必須遵循。心中若沒有這一信念，醫師會摘取沒有腦死病人的臟器；警衛會動不動就用槍奪命；商人會製造黑心食物毒害眾人；老闆會不管員工死活造成血汗過勞……甚至，在家中暴怒連家人都殺了。社會上人神共憤的案件，諸如鄭捷的連環殺人，小燈泡的被害等，追本溯源都是教育上未能將「尊重生命」深植於人心。死刑或可治標，但卻違了「尊重生命」的原旨。在現代社群，我們更要認清「尊重生命」是人類社會最基本的倫理，是所有社會倫理的起源。無可否認，「尊重生命」是造就現代文明的正能量。

■「政治正確」不等於事實真相

因為這是衛生署的研究計畫

沒有腦死的病患是活著的人，任一權威醫師、任一權威醫學中心都不能摘取活人的器官而促成死亡。然而，這事件過程如此明確且由醫師本身自行記載並發表。但經二位「醫師」立委的質詢揭發後，台大醫院院長沒有說活，衛福部部長只是一句「我當然相信台大醫院」。

2014年11月，自「沒有腦死病人」摘取器官的爭議，最後認為「沒事」，是由臺灣醫界最高權威的林芳郁醫師（現任臺北榮總院長的林芳郁，曾任台大醫院院長和衛生署長）未審即拍案定奪。他宣稱此柯文哲「論文」的發表，經三關審查，第一關是台大醫院，第二關是衛生署，因為這是衛生署的研究計畫，第三關則是送出文章的出版社，故論文正確且符合醫學倫

理。

　這真是「高招」，所說聽來完美無瑕。但林院長說了真話嗎？當然沒有！首先，衛生署絕對不可能這種「研究計畫」，摘取「沒有腦死，活著的病人」的器官供移植，而他們就此死亡。二次戰後，紐倫堡公約（The Nuremberg Code）第一條、受試驗者的自願同意是絕對必要的。但這些位病人都在昏迷中，如何能表達「自願同意」？且他們每一個人都得百分百必須犧牲自己生命，誰會同意？全世界絕對不會有任一政府機關會做出這種「研究計畫」，當然包括中華民國衛生署。但聆聽林芳郁院長的「宣示」，數十萬醫療人員都啞然無聲了，全國人民也沉默了。或許因為善良的臺灣人素來較易崇奉權威，謙遜而較乏自主判斷。

　然而事實就是事實，「最狡猾的謊言會在最單純的事實之前無地自容」（蒙森 T. Mommsen 名言，歷史學家諾貝爾獎得主）。經台大教授劉靜怡等鍥而不捨的努力，衛福部、教育部已以文號公文證實了林芳郁院長所宣稱「這是衛生署的研究計畫」是完全虛假的。此「研究」不但不是「衛生署的研究計畫」，連向衛生署提出申請都沒有的事。「論文」也未經台大醫院的倫理審議過。

　我深深嘆息，難道那麼多無辜病患的生命就如此平白被犧牲嗎？家人慘遭永遠失去親人？多少家庭因而破碎？冤情就此永遠埋沒了？只因為醫界威權者泯著良心，傳布不實袒護不法。世上有權勢者，總在「劫貧欺弱」，器官移植竟然也如此。

　　醫生，我還活著，別摘取我的器官

還有令人同樣憂心的是，如果我們可容許威權醫師如此草芥病人的生命，那又能如何約法廣大的社群尊重生命？

　　維護病患生命的第一道防線是醫界本身，其次是媒體，最後一道防線則是司法。醫界很不幸對「自沒有腦死者摘取器官」事件，表現的是醫醫相護，林芳郁院長宣述的竟完全是虛構捏造，且冒用「衛生署計劃」名義，令人錯愕！

　　此次事件，媒體起初確有真實報導及公正評議。很不幸顛倒是非的報導很快如排山倒海而來。媒體評議也就歪斜了。公議不正，也難期醫療主管及司法機關公正明察了。

　　臺灣的醫學權威如此肆無忌憚，縱容自沒有腦死患者摘取器官，這是極令人沮喪的事實。但更令人寒心，台大醫院、衛福部面對「沒有腦死，也就是活著的病人，被摘取器官而喪生」乙事，迄未向全國民眾說明是否違反醫學倫理？是否觸犯了法律？柯醫師本人在電視上的回應只是公然辱罵提出質疑的人：「太沒品了，很沒品……他媽的」。醫師忍心將來求醫治的病人，摘取其器官而使其慘死。如此殘酷的行為，又是什麼類的人品？

　　無論如何，柯文哲醫師、林芳郁院長和台大醫院都無可迴避，必須面對一項已確定的法定「準則」。這「準則」不是最惡劣的謾罵或最聰明的謊言，可遮蓋混淆的。這「準則」是現代醫學已證實「腦死」即必然全身死亡，才可做器官捐贈；但是沒有腦死，或未做判斷腦死，則在醫學上、法律上都是活人，是絕對不容許摘取他們的器官，而使他們喪失生命。

　　「太沒品了，很沒品……他媽的」，柯文哲醫師敢罵得如

此刻薄如此惡毒，卻被認定他是因「理直」才「氣粗」，柯文哲因而獲得部份社會大眾的熱烈支持。這現象是不會存於西方現代文明社會。西方人士會認為只會破口罵粗，用以迴避理性討論的人，肯定不是社會的善類。

這事件關係如此多條人命，臺灣的醫界、媒體及民眾應該重新正視這件攸關生命的大事，致力瞭解真實明鑑實證，為無辜的受害者伸冤，也防患將來有同類的不幸再發生。

「巨蛋」在臺北天空下，市長有權力玩「蛋」，大家可好奇觀看為什麼「蛋」被拋來拋去？此刻，不同於看玩「蛋」，我們除了要為冤死者討回公義，我們還要維護此刻重傷昏迷者及未來可能發生的重傷昏迷者著想。

天有不測風雲，有一日陷入昏迷求救的生命也可能是我們的家人，也可能就是我們自己。我們面對生命的尊嚴，絕不能因懼怕權勢而沉默。

檢驗2014年事件的始末，我深深領悟到我們再不能相信所謂「權威」了。我們要相信自己，同時自己也必須充實知識，培養客觀判斷的能力。

在臺灣，凡涉及政治，就只有「政治正確」，無法論事的是與非。但我希望這一件涉醫學與生命的事，能避開「政治正確」，務必使「是與非」明確呈現於眾人之前。

「子規夜半猶啼血，不信春風喚不回」，我再覽閱了2014年當時媒體報導。我重新整理並補充明晰個中事理，用以協助不屬醫界的讀者較易於洞察真相。另淺易簡述有關器官移植、死亡判斷、腦死、植物人等的現代醫學常識，也可讓現代的人

醫生，我還活著，別摘取我的器官

在現代的醫學領域裡，增進自我防衛的知識力量。我決意再做一次啼血的子規，我將這些資訊滙集整理成書，書名就叫：

我要活著——醫生，我還活著，別摘取我的器官！

附記：

▎眾生平等——美國白宮訂定的準則

這書就此付梓。對因真相被掀揭，而需為其所為犯行負責的人，我們當懷「知其情，哀矜勿喜」。我寧靜慎思，仍堅信不移，醫學源自尊重生命。做為醫者，在任何時間任何處境都必須秉持眾生平等。若醫者的心秤不再是水平，而有了傾斜，則做出的判斷，對病患可能釀成天淵之別。在器官移植醫療上，就肇成「為了救一人，而去摘取另一未腦死者的器官」的「醫術」。為何竄禍了此「醫術」的醫者，和他的熱忱擁戴者，被人質疑此「醫術」不正時，竟然會如此憤怒？

因為，因為，他們心中已沒了「眾生平等」，也就不知道這椿事人命關有多嚴重。有人自恃是擁有千萬元家產，急需器官時，當然是摘窮人器官救我呀！傻蛋，這有什麼不對？他萬萬沒想到，當擁有百億元的董座急需器官時，和巨富董座並排的他，已然成為必須要做器官捐贈的「窮人」、「街民」了。

為了方便閱覽，這本書由厚厚一本，經編者們協力減肥到

現在的中等健美身裁。希望您能抽空披閱，更祈盼在您完成閱覽後，您會長銘於心：**尊重生命 眾生平等**，這不可撼動的信念。

我苦心孤詣寫此書，或許有心人會誤會我是歸屬於反對捐贈器官的群組。事實上我一直是自願死後捐獻所有可用器官者，我長年隨時隨身帶著附於駕照「器官捐贈者 Organ Donor」的登錄卡。我竭誠支持器官捐贈用以惠澤人間，但我堅持沒有確定腦死前，絕不容許任何醫師摘取我的器官。我這一堅持不僅是對我自己和家人，也是對所有愛惜生命的同住這世界的大眾而言。

我服膺美國白宮醫學倫理委員會「器官移植準則」：

No person should be sacrficed as a means for the good of another. This is a moral precept that recognizes the intrinsic worth of every human being.

沒有人是應被犧牲來做為使他人取得利益的方法。認定每一個人同具內在價值是一項道德信誠。

■請不要加害不幸的歹命人！

這一白宮為器官移植確立的準則，是本諸「人生而平等」，這也是現代法治國家所有政策、法律必須遵守的基本原則。我曾任職過白宮的醫療顧問，我深深領悟執政者，不可一日無「眾生平等」的觀念。由「人生而平等」而知尊重生命，並關懷醫療。在白宮的一些人際接觸，卡特夫人給我的啟示很

醫生，我還活著，別摘取我的器官

深刻。有次我好奇問卡特夫人，她為什麼建議白宮的彩色照片改成黑白的？她親切地回答：我們可省一點錢，可用來幫忙窮苦人家，他們的孩子醫病會需要錢。閒聊一生中最快樂的時光？她說：「十七歲替人洗頭髮賺錢。哦，世界多美好！那時候我遇到的人都很善良，都願意伸出手幫助別人。」

1976聖誕前夕，福特總統接見海軍軍醫中將 W. Lukash,MD 和我，致謝我們所做的醫療照護。總統送我一張複製的「費城1876年」畫作做聖誕禮物。他說：當了總統，人人都對他表達尊敬，他最擔心會忘記自己是再平凡不過的人。他說了一譬喻：「美國最名貴的車是林肯，最普通的車是福特；最偉大的總統林肯，最平凡的總統福特，就是我。」我們都會心開心地笑了。

在那白屋 White House，我學到了：「人貴在平凡平易。關心他人，為弱者伸出援手。」這和我童年在雲林鄉下學到的完全一樣。

我在台灣、美國都做過事，我明悟了一點很明顯的不同。在台灣社會地位高了，既使做了大錯，似乎很少被追究；在美國地位愈高，愈被嚴侍，只要違了法，就難逃法網。尼克森不貪不污，水門案涉不誠信。證據之前，俯首辭職了。刑責也靠福特的特赦，才免坐牢。柯文哲醫師因地位崇高，自沒有腦死的活人摘取器官，相對就成了小事一樁，且可以公開發表論文。這種無奈情況，台灣的醫者都知明哲順勢。但本諸尊重生命，且人生而平等，我自許理應為被殘害的死者伸冤。當然心中仍存一絲希望，還有人肯關心比我們不幸的歹命人，而伸出珍貴的援手。

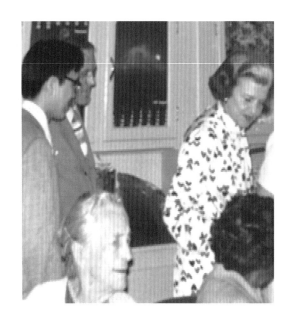

福特總統和夫人
非常關注醫療問題。圖
一是夫人自己乳癌開刀
後，就由筆者，時任白
宮醫療顧問，陪同親切
探視高齡病人。

福特總統出口
成章，深明哲理。序
文中引述他傳述福蘭
克林名言，會後經對
照原句，竟沒有一字
不符。

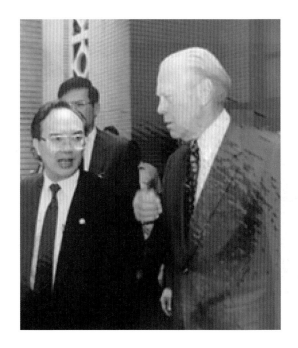

　　醫生，我還活著，別摘取我的器官

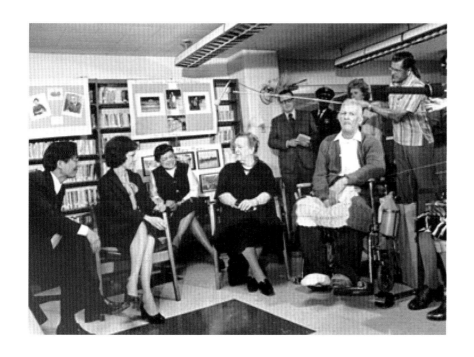

繼福特，卡特入主白宮。白宮官方的相片，由彩色節省成黑白，但相片背後都加印白宮編號。卡特夫人凡事認真接受各方建言，醫療長照事宜，她直接聽取受照料長者的看法。當時記者很辛苦，為不干擾當事人，用伸長的長竿錄音。

我加添了這段附記，表面似是在顯示我有段白宮的光潔歲月。其實，我要強調的是我在那裡學到、體驗到的，為人處事「必須平等對待所有的人」，不管你的地位有多高。民主法治，若沒有了這基本理念，一切都是虛假的。直接了當說，為什麼窮人的器官，為了富人的需要而被摘取，這不是命的好歹，而是醫療未達眾生平等；為何有醫師只因簽發死亡證書不完備而被嚴辦，卻有醫師一再摘器活人器官致人於死，一點點事都沒，這不是命運的順逆，而是法律未能眾生平等。

　　醫生，我還活著，別摘取我的器官

第二章

拼圖人與器官移植
你必須了解的醫學常識！

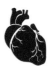

第二章　拼圖人與器官移植
你必須了解的醫學常識！

▪器官移植 organ transplantation

　　器官移植是將人體的某一器官整體或部分，包括細胞、組織，用手術或其他方法轉移到另一人體，或同體的另一位置，如自體皮膚移植的過程。其目的是取用外來的完好、健全的器官替代體內損壞的或功能喪失的器官。提供器官的一方為器官移植的 Donor 供者，可以是在世的人，也可以是剛去世的人。接受器官的另一方為器官移植的 Receipt 受者。若器官的供者和受者是同一個體，則這種移植稱「自體移植 autograft」；

醫生，我還活著，別摘取我的器官

供者與受者雖非同一個體，但供受者（即同卵雙生子）有著完全相同的遺傳素質，這種移植叫做「同質移植 Homogenous transplant」。人與人之間的移植稱為「同種移植 allograft 或 homograft」；不同種的動物間的移植（如將黑猩猩的心或狒狒的肝移植給人），屬於「異種移植 xenograft」。

常用的移植器官有腎、心、肝、肺、小腸、胰腺與胰島、甲狀腺、骨髓、角膜等。腎移植已成為末期腎病（如慢性腎小球腎炎、慢性腎盂腎炎等所致的慢性腎功能衰竭）的最有效的常規療法。

器官移植是現代醫學進步的最顯著標竿，也是臨床醫學發展最快速的學科。器官移植的啟動，促進了免疫學，藥理學，遺傳和分子生物學等一系列基礎醫學科的快速發展。而此等基礎學科的演進又回饋促進了器官移植的更深入、全面、有效地運用於治療各種末期器官疾病。現今除了腦和脊髓尚不能移植外，全身各器官均可做全部或部份移植，且多個器官也可同時整合移植。器官移植發展的醫學史頁充滿神奇變化，器官移植的現況從生物科技、基礎醫學到臨床醫學更是包羅萬象。在此只能從其中擇精要理出概念，加以簡略陳述。

▍古代器官移植的遐思

「把你倆的心交換一下」，將成為最完善的人！

在上古時代，人類就有了以好器官替代疾病和外傷的壞器官做為治療的想法。這些事在許多民族的史話或神話中都有些

記錄。

印度神話故事裡講到 Shiva 神誤砍了兒子 Kumar 的頭，只好將一頭犯禁的大象頭砍下移植於兒子的軀體，使他復活成為半神半人的 Ganesha。在印度大象具有壯碩、長壽、聰慧、真誠、憶舊等美德。中國小說裡也有器官移植的故事，明代《肉蒲團》裡的將狗陽移植於人以增強其性功能。和清代《聊齋志異》裡的盜取美麗佳人的頭移植於黃臉婆的故事等。

舊約記載，Ezekiel 說：「我要給予你一顆新的心並賦予你新的靈魂，我要取出你肉體裡的那顆石頭心，換成血肉之心」。

同類換心的故事，更具想像力且更詳盡的「療法」，當推中國古代名醫扁鵲的「換心移植」。記載於《列子・湯問》，且以白話文轉述：

魯國的公扈和趙國的齊嬰兩個人有了病，同時到扁鵲大夫處求治，經過扁鵲的診治，二人不久就全都治癒了，扁鵲對他們說「你們所患的疾病，都是從外侵入影響了臟腑所造成的，用藥物或針石就能治好。現在你們身上還有一種與生俱來的疾病，它隨著你們的生長而越來越明顯，不如現在就給你們治療，你們看怎麼樣？」二人都覺詫異，問道：「我們還有什麼病？希望您能先說明病的情況和症狀」。扁鵲對他們說：「公扈志強而氣弱，所以長於謀劃而缺乏決斷；齊嬰志弱而氣強、所以不善於謀劃策卻獨斷專行。如果能把你倆的心交換一下，那你們兩個人都將成為最完善的人」。

二人聽後覺得頗有理。於是扁鵲就讓他們喝下麻醉藥酒昏

醫生，我還活著，別摘取我的器官

迷三天，剖開他們的胸部，取出他們的心臟，相互交換安置，然後再投上神藥。等他們醒來並調養數日就康復。二人便告辭各自回家。

但由於二人交換了心臟，心思維引導身體，結果是公扈回到了齊嬰家，與齊嬰的老婆孩子同居，而齊嬰的老婆孩子並不認識他；齊嬰卻回到了公扈的家，與公扈的老婆孩子生活，而公扈的家人也同樣不認識他。於是兩家人因此打上了官司，鬧上了公堂，並要求神醫扁鵲辯解證明，講清了事情的原由。至此這場官司才得以平息。

這則古代寓言故事在醫療理念上的先進超前，令現代醫者都不得不稱奇。扁鵲對器官移植，已認定移植可能改變受體的思維。直到這幾年，才知道接受移植的病患，都是拼裝人 puzzle people 了。心理性格也因移植而丕變。

■ 器官移植要過三關！

上述只是神話或寓言。在醫學史上最早的器官移植記載見於二世紀希臘醫學教科書：在一世紀印度外科醫生Sushruta用自體皮膚移植做鼻整型手術的描述。但歷經近二千年，直至二十世紀中葉，明或暗醫生做了不計其數的「器官移植」包括自動物取得器官，但所做的都終歸失敗。儘管外科手術在二十世紀初已突飛猛進，但器官移植仍然是無法實現的夢想。

現在我們己明白以往「器官移植」所以屢試屢敗，主要是因為要達成器官移植，必須突破下列三項關卡：

一、血管銜接與卡雷爾繡花技藝

　　移植器官一旦植入受者體內，必須立刻銜接受體的血管，快速恢復輸送血液，否則器官沒有血液供應，就絕無機會存活。要立刻接通二者的血管，這就必須有一套不同於一般外科的縫合技術。這一完善的血管縫合技術，直到1902年才由法國醫師阿利瑟·卡雷爾（Alexis Carrel）創製出來。在1900年，27歲的卡雷爾剛拿到了醫學博士學位，他理解到血管縫合的困難，許多外傷的病人因無法縫合血管而任令流血至死。這位年輕醫師發現醫學界本身根本沒法解決這難題，他異想天開決定自己去學繡花的技藝。1902年，他在*Lyon Medical*發表一篇歷史性有關血管銜接的論文。由此論文中圖示的縫合血管針法，可看出這是從繡花班學來的，不是從醫學院教授的授課。這個血管縫合術，大幅改善血管銜接，防止了血管漏血，救活了不計其數外傷血管破裂的患者。同時，為器官移植的前景，放射出第一道曙光。因為有了血管的完善縫接，植入的器官才有可能存活。1912年卡雷爾榮獲諾貝爾醫學獎，基於他對血管縫合的研發及器官移植的研究成就。

　　除了外科縫合血管等技術的成就外，還有 Johns Hopkins 所發展出的嚴密無菌手術，對器官移植的突飛猛進也是厥功甚偉。

醫生，我還活著，別摘取我的器官

二、高鉀、高鎂、低鈉，突破另一瓶頸！──器官摘取後的體外保存

　　器官離開了主體的器官，就斷絕了供血，在常溫下短時間期內器官就會死亡。短則幾分鐘內即死亡，長也存活不超過一小時。死亡的器官就不能用於移植。但要在如此短促的時間內，完成移植手術是不可能的。因此，必須研發出能使器官在體外存活較長時間的方法。1969年美國 G.科林斯 G.M. Collins 創製了一種與細胞內液組成相仿的溶液，是高鉀、高鎂、低鈉的高滲溶液，在低溫時離體人腎的安全保存時間達20～24小時。在現代化的高速運送條件下這種溶液已能滿足一國之內或國際間遠距離傳送的需要。科林斯此項創導的原理，就是在低溫下，利用仿細胞內液型溶液代替仿細胞外液型液來保存供移植用的離體無血器官。此一降溫灌洗技術是器官移植發展史上重要的一頁。此後，有多種根據科林斯氏原則創製的實用的仿細胞內液型液問世，其中最著名的有科林斯自製的 CollinsC2 液、Euro-Collins 液（歐洲 Collins 氏液）。他們研發的方法不外是低溫和持續灌流，因為低溫能減低細胞對養料的需求，從而延長離體的器官存活期。此等方法可以安全地保存供移植用的器官延長存活時間，可給予器官移植手術足夠的時間。

　　1988年美國貝爾澤（F. Belzer）創製了一種新的器官保存液，取名 UW（University of Winsconsin〕保存液，其成分有乳糖鉀鹽、KH_2PO_4、$MgSO_4$、棉糖、腺苷、胰島素、青黴素、羥乙基澱粉等。能連續冷保存胰腺、腎臟達72小時，肝臟30小時或更長，這是保存液上一個突破性進展。

冷凍：指0℃以下的保存，1941年用乙醇甘油作冷凍保護劑，保存離體細胞群和懸液（如精子）取得成功，但對腎、心、肝大臟器還處於早期實驗階段。因為目前所用的冷凍保護劑如甘油、乙醇甘油、二甲亞碸還不能做到不導致嚴重滲透性休克和難以恢復的細胞損害。此外，冷凍降溫和解凍復甦的速度調節、超低溫（-196℃）液氮的應用，還需要進一步探索。

此外，還有許多離體無血器官保存措施，如低溫與高壓氧的聯用，化學代謝抑制劑（如硫酸鎂）以及組織培養法，都尚在試用的階段。

三、英國動物學家米達瓦的貢獻──免疫排斥反應

1950年代中期以前的動物和人的各種器官移植均告失敗，主要原因即在於免疫排斥反應。但那時期科學家對免疫排斥反應尚無認識，儘管個別醫生質疑供、受個體間可能有不容性因素導致移植失敗。解開這個迷結的是英國動物學家米達瓦（P. Medawar）。他通過對燒傷病人進行皮膚移植後切片的病理變化及過程的研究並綜合動物實驗所見，發現了機體的免疫系統主要成分淋巴細胞和其他白細胞對外來移植物具有殺傷破壞作用。而且這種反應是有特異性地針對移植抗原的反應，即免疫排斥反應。

米達瓦由於對免疫反應的研究而獲得1960年諾貝爾醫學獎。60至70年代諸多研究更進一步認識到除血型外，人體淋巴細胞和其他白細胞表面的蛋白質物質成分是誘導機體淋巴細

胞識別和攻擊外來異物（如細菌、病毒、移植物等）的關鍵，稱為組織相容性複合體MHCM。此免疫防衛會對進入其體內的外來「異己」組織器官，加以識別、控制、摧毀和消滅。移植器官正如人的其他細胞一樣，有二大類主要抗原：ABO血型和人類白細胞抗原（HLA），它們決定了同種移植的排斥反應。ABO血型只有4種（O、A、B、AB），尋找ABO血型相同的供受者並不難；但是HLA異常複雜，現已查明有7個位點，即HLA——A、B、C、D、DR、DQ、DP，共148個抗原，其組合可超過200萬種。除非同卵雙生子，幾乎不可能找到HLA完全相同的供者。因此同種移植後必然發生排斥反應，必須運用強有力的免疫抑制措施予以逆轉。到1960年代才陸續發現有臨床實效的免疫抑製藥物，主要概括：Azathioprine 硫唑嘌呤（1961）、Prednisone 潑尼松（1963）、Antilymphocyte Globlu1in（ALG）抗淋巴細胞球蛋白（1966）、70年代後期發現了一種從黴菌酵解產物裡提取的物質，取名為環孢素（CSA），可以有效地特異性抑制淋巴細胞反應和增生。

　　隨著免疫學、藥理學、遺傳和分子生物學的發展，及在研製 CSA 的經驗基礎上，80年代後期日本又開發了一種新藥代號FK 506，其治療效果較 CSA 強50-100倍。這個新藥，使多年未有進展的小腸移植，得以成功施行。FK 506較 CSA 為優的另一點是其可以以增加劑量來治療逆轉急性排斥反應。由於FK 506的強力免疫抑制作用，美國 Starzl 移植研究中心於90年代初又大膽地重新開展異種肝臟移植：他們把狒狒的肝移植到因嚴重病毒性肝炎瀕臨死的末期病人，手術獲得成功並使此位病

人存活了半年。異種移植最後還是因排斥效應而失敗，現已全面停止。美國 Starzl 也改變另從事改良豬的基因，希望能研發出生低排斥性的豬種，可應用於器官移植。

從美國默里跨步全球合作的重要里程

1954年12月，美國J.E.默里（Joseph Murray）成功地施行了孿生子間腎移植並獲得了長期存活。其後的4年裡又有6例獲得成功。至1963年，全球共有30例同系（孿生子間）腎移植。

在五十年代後期，隨著腎移植的臨床應用，外科醫生對其他臟器移植手術也相繼展開實驗研究。於1959年，美國的凱利（W. Kelly）與里來費醫師（R.Lillehei）完成了首例人同種異體胰腺移植；1963年，美國的史塔瑞醫師（T. Starzl）施行了首次人同種異體原位肝移植，同一年哈地醫師James.Hardy做了肺移植；1964年，哈地施行首例黑猩猩到人的異種心臟移植；1965年南非的班納德醫師（Chris Barnard）成功地施行了人同種異體原位心臟移植。六十年代中後期，曾有六家醫學中心臨床試驗過人小腸移植，但均因排斥反應而告失敗，使這項移植研究此後停頓了近20年。70年代，美國的雷茲（B.Reitz）成功地施行了人同種異體原位心肺合併移植。在 60至70年代，骨髓、胰島細胞、角膜等組織細胞移植也相繼開展。80年代小腸移植也由於抗排斥新藥終告成功，至此，大腦、脊髓移植外，人體大多器官組織已可以經手術移植置換。

同時新型器官保存液體的研製成功使器官切取後至手術完

醫生，我還活著，別摘取我的器官

成的時間大大延長，增加了手術的安全係數，並有利於供器官遠距離的送達。通過超音速飛機可跨國、跨洲際輸運器官。歐洲和北美均成立了供器官分配協調機構實行全球聯繫合作，通過電腦網路幾分鐘內可確定某個供體的最佳接受者，最經濟有效地利用了有限的供器官，可以說這一段時間是移植外科手術方法學進展迅速、成果顯著的黃金年代。由於供體臟器短缺，另發展了活親屬供器官的移植術，目前可施行的活親屬供器官的移植術包括：腎、部分肝、部分肺、部分胰腺、部分脾臟及部分小腸。其中腎、部分肝和部分胰腺的移植術已占每年移植總數的約三分之一。

▌延長人類生命的三位「器官移植」先驅者

在器官移植是近代醫學，最輝煌的史頁，在其發展過程中，多少醫者為此鞠躬盡瘁，多少病患因而得救，但還有更多為此犧牲。在此僅提出最具代表性的三位醫者，默里（Joseph Murray）、史塔瑞（Thamas Starzl） 與班納德（Charis Barnard）來補充闡述其間的滄桑慘淡。

一、為生命奮鬥的默里醫師（Joseph Murray）

任何小手術，對病人來說，都是大事。全家跪求上帝，賜助首次移植手術順利。

於1962年，美國默里（Joseph Murray）醫師實現了世界第

一次以逝者的腎臟進行人體腎移植獲得長期存活，引領器官移植作為醫療常規方法。自此，器官移植的醫療終於由夢想成為真實。默里醫師於1990年榮獲諾貝爾醫學獎。此最高榮譽用以表彰他致力以器官移植來治療疾病的貢獻。他這不平凡的貢獻，使成千成萬的病患由絕望中回到希望，由已確定必然死亡重獲生命。

許多人只是目睹默里的成功，很少人會追溯在他成功前的艱辛煎熬滄桑歲月。

二次大戰默里在戰地當一名整形外科軍醫。他對移植感興趣，是因他目睹有士兵在炮火中面目全毀，慘不忍睹。他希望能為他們移植新臉。但當他退伍後，回到哈佛的 Peter Bent Brigham 醫院，他所看到那麼多年輕人，遭到腎衰竭，醫藥全然罔效。他們的命運就是慢慢痛苦地死亡。默里知道唯一可能的救命途徑就是移植腎臟。但當時的醫界幾乎一致認為此事是不可能成功。他致力研究制衡排斥反應的藥理，及由操作手術動物訓練移植技術。但在漫長的十年中，他屢試屢敗，又屢敗屢試，他受到同行諸多評責。但他認為對這些位腎衰竭病人而言，這是唯一的生存機會，他不忍放棄。他最大的安慰鼓勵，是來自病患和家屬，他們說：這種手術現在可能救不了現在的病患，但可能有助於未來的同類病人。默里認為這種為他人設想的念頭，是人類的高尚思維，帶給他很大的啟示。

1953年，有位來自南美的腎衰竭末期病人，他本身是醫師，他請求默里為他做腎移植。移植的腎是放在大腿的皮下。這移植的腎發揮了腎的功能，且未發生排斥。這位南美醫師

醫生，我還活著，別摘取我的器官

活了五個月。為什麼沒有排斥？默里和同事認真研析，結論是供者與受者剛巧屬同質。以此推論，則雙胞胎間就可做成功的腎臟移植了。人類有二顆腎臟，但只須一顆運作就已足，另一顆是做為備胎，是可供移植之用。但要遇到雙胞胎，剛好有一位患了腎衰竭，另一位又肯捐出一顆腎臟，這可以說是千載難逢。應該說是上帝的垂愛吧。就在1954年年底，雙胞胎兄弟Richard and Ronald Herrick 出現在默里的面前。Richard 患了無藥可救的腎衰竭，且已是末期，精神狀態也不穩定。而 Ronald決意捐腎救 Richard。移植手術就在聖誕之前日。默里的父親是法官，他從小就嚴謹守法。他確定 Ronald 是在自由意志下做此決定。他將要做的移植程序呈給法院，法院也給他書面覆示，這移植手術於法無違。在移植手術的前夕，他們全家跪求上帝，賜助人類首次腎臟移植手術順利成功。1954年12月23日進行這一項歷史性的手術。一切正如預期，雙胞胎很快恢復。這手術為醫學的世界開闢了一條嶄新的大道。除了外科移植技術，里昂另積極從事免疫與藥理的研究，也造詣良深。他的免疫方面的研發應用，使他於1959年成功完成了不同質人體的腎移植。

默里醫師強調每一樁手術，無論大小，對病人而言，都是一樁大事，醫師都必須全心全力以赴。

於1968年默里參與哈佛的一項重要的倡議，就是「腦死即是死亡」。這一倡議，逐漸獲得各國醫界的認同，改變了人類有史以來對死亡的定義。也由於判斷腦死後，就可摘取器官，促成可使用於移植的器官大量增加。哈佛的「腦死即是死亡」

倡議，附帶了極嚴謹的腦死判定程序。同時，嚴謹確定「未腦死，人就是仍活著」，是絕對不能摘取器官促成死亡。

2011年哈佛醫學 Harvard Medicine 將默里的一生志業紀錄成冊，題為《*Fight for Life* 為生命奮鬥》。默里於2014年感恩節辭世，享年93歲。他的一生確實是「為生命奮鬥」，為他人的生命奉獻一生，誠實至名歸。

二、認為嬉皮胡吹之徒不應混於醫界的史塔瑞醫師（Thomas Starzl）

他記得每一個病人的名字，在夢中，常看到因肝移植死於手術台的小畢倪。於是寫下醫界警語：「醫生不遺餘力想移植器官——他們會變成拼圖人。」

史塔瑞獲有M.D.及神經生理學的Ph.D，他在 Johns Hopkins 完成完整的外科訓練。他決心挑戰最困難的肝移植。他在他完成外科訓練後最先就職的 Jackson 醫院，就展開他的研發工作。他將醫院廢棄不用的地下停車場，改為研究室。從事免疫排斥反應的研究，及利用狗做肝移植的動物實驗。當時肝移植仍是被認定遙不可及。

1962年他轉職 Colorado 大學擔任外科教授。首先他先專注於腎臟移植，他的移植團隊完成了超過一千例的腎臟移植。他樹立的腎臟移植手術程序，成為全球這方面的準則。史塔瑞依然在腎移植成為了全球指標導師。但他就在此時，決定挑戰更艱難的人體肝移植。

醫生，我還活著，別摘取我的器官

他的第一例肝移植施予一位三歲的男孩，名叫畢倪 Bennie Solis。他的肝先天缺陷而沒有了有效的肝功能。很不幸畢倪在手術台上就因無肝凝血功能流血致死。史塔瑞描述畢倪手術死後的那一刻情景：「護士為畢倪擦乾淨身體，用乾淨的床單包裹好，然後送他到太平間。醫師們坐在開刀房周邊的小凳上，寂然相視無語，這悽愴的情景在現實或在夢境，我不只一次歷歷如畫目睹」。史塔瑞記得每一位病人的名字，畢倪更是永難忘懷。同年，他為一位肝癌的男性換肝，他使用了大量的凝血劑。結果這位病患，只活了三週，不幸死於併發血栓。這二位病人的移植失敗，史塔瑞決定停止所有肝移植。自此，他專心再研究解決流血和排斥反應的問題。於1967年，他恢復肝移植。在1970年代，肝移植的成功率已達百分之四十。

史塔瑞於1982年移轉到匹茲堡大學醫學中心，他在那兒建立了世界規模最大與成就最高的器官移植研究院。他為各國培訓器官移植的外科專家。

鑑於人體器官的缺乏，史塔瑞的團隊曾在1992及93年做了二例狒狒移植到人的肝移植，存活了七個月。最後，仍因排斥身亡告終。

史塔瑞不再執刀後，仍繼續研究免疫排斥，直至於2017年他辭世。他創新的理論，認為不應只一味要消減抗拒，應該去發現供者與受者細胞的共存方法 chimerism, the coexistence of donor and recipient cells.

史塔瑞對病人很仁慈關切，但對屬下醫師則要求甚嚴。一位醫師只修改幾字病歷以符合他的原先預期，這位醫師立即被

免職。他認為做為醫者必須絕對誠實。他認為嬉皮胡吹之徒，不應混雜於醫界。

　　史塔瑞從事研發器官移植，當時臨床教授沒有支薪，又要自已爭取研究費。他感嘆，現在卻有醫師以器官移植牟利，且不惜違逆醫學倫理。史塔瑞教育後學，要有成就必須勇於向權威挑戰，不斷質疑權威。如果一味臣服於權威，你就永遠不會超越前人。

　　史塔瑞一生著作頗多，文筆悠美。尤其，《The Puzzle People: Memoirs of a Transplant Surgeon 拼圖人：一位移植外科醫師的回憶錄》一書，風行全球。此書報導他一生行醫濟世，並優雅表達他深邃的哲思，很令人折服。可以說，他是集醫學家、哲學家、文學家於一身。他晚年頗感慨，現在醫師與病人的互信，已大不如前。他感嘆有的醫師以移植手術汲汲於利。他寫下醫界的警語：

　　從事開創器官移植的醫師們也在變，他們也變為拼圖人，有些被經歷所腐蝕或摧毀。有些被昇華，沒有人是依舊不變。

　　"The surgeons and physicians who pioneered transplantation were also changed: they too became puzzle people. Some were corroded or destroyed by the experience, some were sublimated, and none remained the same. "

　　醫生，我還活著，別摘取我的器官

三、醫德醫術備受敬重的班納德醫師（Chris Barnard）

> 我的哲學是，人生最大的冒險是不去冒險 My philosophy is the biggest risk in life is not to take the risk。

班納德醫師完成人類換心的第一例，可以說是醫學史上最出風頭最著名的人物。他出身寒微，當醫師原只為謀生。初當醫師就遇到一位心臟先天缺陷的小孩，他束手無策眼巴巴看著這小孩慢慢痛苦死亡。這小孩的不幸對他決定從事心臟外科，專事於矯正心臟先天缺陷，有密切關係。班納德留美二年，那期間美國醫師已在做狗的換心手術，他也就立志從事換心手術研究。他返國時，他的恩師送別禮是一部心肺機。他在南非繼續做了數十隻狗做心臟移植。

1967年12月2日夜，班納德開始執刀進行世界第一例的換心。這位接受心臟移植的病人 Louis Washkansky 53歲，身體情況依現在的標準是不能做換心手術。他患有糖尿病、血管炎，嚴重水腫，皮膚感染等。捐心臟器官者是位年女性，車禍頭蓋骨破裂嚴重腦傷，主治的神經外科診斷已無腦功能，絕無生機。當時尚沒有腦死做為死亡的定義。班納德請來政府法醫，見證撤除呼吸器後，終止心跳。他到此刻才動手摘取心臟。這位病人活了十九天。對此一創新的換心移植手術，雖有人質疑如此大手術做為治療方法，是否過當？ 大多數的評議都是正面。最關鍵的事實是沒有涉嫌活摘器官。但有人認為班納德告訴 Louis 和家人存活機會蠻高。班納德的解釋是「一個人被獅子追到了河岸。河中有鱷魚游動。他仍會選擇跳河。因為他可

能有機會游過河」。此換心手術獲得南非舉國支持，主要一是，這家 Groote Schuur 醫院和班納德個人都是以醫德醫術卓著聲譽；二是，班納德是人道主義者，他不顧自身安危，堅決反對南非的種族歧視政策。

班納德再接再厲於1968年1月做了第二次換心。接受換心的病患是59歲的牙醫師 Philip Blaiberg。此次摘取心臟依史坦福大學 Shumway 醫師在狗換心試驗中的新改進。這位病人活了十九個月。值得一提是器官供者，在前一天就被醫師們判定腦死亡。但班納德做了腦幹反射測試，他發覺病人尚有微弱反應。他力排眾議，等到次日完全沒反應才決定移植。同樣也請法醫到手術室見證心臟停止跳動，宣布死亡。

班納德至1974年，施行了10例心臟移植，其中4位存活超過18個月，一位活了13年，最長一位23年。以現代標準看，這一成績遠低於預期。但在缺乏有力的抗排斥藥的年代，這成就是很難能可貴的。

在班納德晚年接受《時代雜誌》訪談，他說了一段話：心臟移植在外科上並不是什麼了不起的大事。重要的是我早就決定冒這險了。我的哲學是，人生最大的冒險是不去冒險 My philosophy is the biggest risk in life is not to take the risk。在當時做心臟移植實是很了不起的大事，但的確他決定冒險才是他成功關鍵所在。

醫生，我還活著，別摘取我的器官

▉ 拼圖人的未來

廿一世紀器官移植的展望

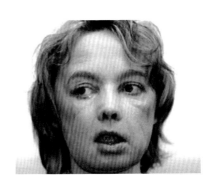

由於微外科手術 micro-surgery 的進展，器官移植的動物試驗可在老鼠等小動物身上。在外科技術上及免疫系統的研究都大開方便之門。

莫里醫師希望能完成臉的移植，但他本身沒有達成這願望。在2005年，法國一位38歲的女裁縫迪諾亞（Isabelle Dinoire）服安眠藥企圖自殺，陷入昏迷中。她的愛犬顯然為了弄醒她，竟咬掉了半張臉。隨後，她成為醫療史上第一位成功進行臉部移植的案例。在與陌生人的半張臉共存了11年後，迪諾亞已在2016年4月去世，得年49歲，死因仍是排斥作用。

迪諾亞得知她的半張臉，是來自一位自殺的女性。她移植臉後，一直感到她是扮演著二個人，一是原來的自己；另一是那位捐贈半張臉的自殺者。此事也應驗了，史塔瑞在《拼圖人》一書所述，接受移植器官的人，已是拼圖人，不是原來那個人了。

且想像如果沒有臉部移植，她半邊被狗咬爛掉的臉，是會嚇死人的。由此可明白移植外科的貢獻有多大！

▍目前還不能成功移植的是？

尚不能成功移植就只有頭腦與脊髓了。意大利神經外科醫師卡納維洛（Sergio Canavero）在2015年聲稱他的團隊將在2017年底完成人頭移植。於2016年他報告，他的中國醫學團隊合作，哈爾濱醫科大學的任曉平醫師成功為一隻猴子「換頭」，他的人頭移植計劃又踏前一步。基於道德原因，只讓猴子存活20小時。實驗證明，如果將猴頭冷凍至-15℃，猴子可在手術過程中存活而且不損腦部。

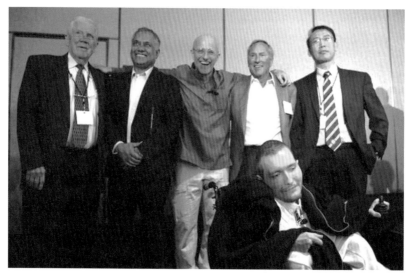

義大利神經外科專家賽吉爾・卡納維羅「頭移植」新聞發布

據報載卡納維洛（中立者）和任曉平（右一）率領的醫療團隊，計劃今年底在中國進行人類首宗「換頭」手術，為罹患

　　醫生，我還活著，別摘取我的器官

脊髓肌肉萎縮症的男子斯皮里多諾夫（Valery Spiridonov坐輪椅者）的頭顱移植到另一身軀。另一位中國人王煥明，因外傷頸部以下全身癱瘓。他也希望自己找到了可以重新站立行走的辦法：給他的頭換一個新的軀體。他和家人也願加入志願頭移植的手術。

任曉平用小鼠做過頭顱移植的實驗，他的實驗室貼換頭鼠的相片。

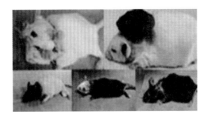

他對被批評這頂換頭手術恐有違倫理。他說「倫理不倫理，這是病人的生命」。他接著說「生命是至高無上的，這是倫理學的核心要素。」任曉平認為，倫理學是個行為規範科學，面對病人的生命，倫理學必須要尊重。如果一個技術可以有效延長人的生命，倫理學角度沒有理由不容許。對於新事物，倫理學可以制定一個規範。「人的生命是至高無上的，在這個基礎上，倫理學的一些規範可以幫助臨床實踐」。

在醫療和倫理上都存在不確定性的情況下，王煥明，他頸部以下都癱瘓不能動，和他的家人仍心懷希望能做換身體的移植。在三年時間裡，34歲的女兒王智和母親一直用手泵將氧氣送到王煥明的肺裡。如今，她們用收到的捐款買了一台自動泵。但王智說，醫藥費花光了她們的積蓄。「活，活不起，死，死不了。」她說。

關於人體頭顱移植的最近發展，是任曉平團隊在2017年4月*CNS Neuroscience & Therapeutics*發表了頭移植的動物模型 model。在論文總結明述： In sum, this model will facilitate current efforts toward the first human head transplantation。人類第一例頭移植可能在中國，但日期可能還要等一段日子。

長期儲存，成立像存錢的銀行

儲存器官的方法將改進到可長期儲存，成立像存錢的銀行。

免疫，盼「和平共存」

對免疫系統的研究，將發現共存之道。受體將移植進入體內的器官當做入侵者，大事殲敵終至兩敗俱亡，這顯然是在友敵間的情資錯誤。有試驗在主體遭受感染後，再植入器官發現竟能不排斥而可相容，暗示了存在有和平共存的鑰匙孔。

幹細胞複製器官

幹細胞 stem cells 複製器官，本來很看好。但2001年美國布希總統基於倫理和安全，對取材自植入前胚胎的幹細胞研究下達禁令，大大緩慢了幹細胞複製器官的步伐。2006年日本京都大學的山中伸彌等，為幹細胞的研究帶來新思維，他們利用

醫生，我還活著，別摘取我的器官

4個轉錄因子，成功實體細胞的「重編程」，將其誘導回最初的多能狀態。這些有著類似胚胎幹細胞的細胞，之後，命名為誘導性多能幹細胞 induced pluripotent stem cells, iPSCs。理論上，iPSCs 能分化成多種細胞類型，如心肌細胞、神經細胞等。此技術迴避了使用胚胎引發的醫學倫理問題，2012年山中伸彌因此一研發榮獲諾貝爾獎。2014年日本眼科醫師利用iPSCs，自70歲黃斑病患者的皮膚細胞，將其重編程，生成視網膜色素上皮（RPE）細胞，最終將 PRE 移植入患者眼睛中，治癒黃斑部病變，改善視覺。這案例，初步開闢了另一類組織的移植。

求遠過於供，器官移植尚有漫長路跋涉

由於複製器官仍有許多困境待克服，尤其血管塑成，與主體血管的銜接等等，尚有漫長的路要跋涉。另外幹細胞在體內有修復組織、器官的功能，在這方面深入研發，可能比在體外複製器官，再植入成功機率要高些。哈佛大學從事的 CRISP/cas9 基因編輯技術，或可逆轉改良哺乳動物的排斥免疫，使其器官適合於人體移植。史塔瑞移植研究院，在放棄利用狒狒的移植後，也著力於豬的基因改造，且已有進展。他們相信最後能以使用基因改良後的豬的器官，解決移植器官的來源。

儘管外科技術已近神乎其技，儲存方法的更新改進，抗排斥藥的進步發展。最難解決的仍是，移植器官的求仍遠過於供。以幹細胞再生器，待解問題尚多。以改良基因的動物提取器官，排斥的問題恐如影隨形，很難解決。

▪人工心臟還要等多久？

我對多數人並不看好的人工器官，因長期執著從事，而有另類看法。我早年在紐約大學醫學中心，參與人造股骨節骨及膝關節的研究，當時指導教授一再強調當人的平均壽命到了75歲，將有許多骨節間用了75年，因軟體組織被磨損殆盡，而必須換關節，此行業是有前景。當時只半信半疑，因為那時極少有人要換關節。如今由於人的平均壽命延長了，證實人造的關節已普遍被採用了。

現在，我從事人工心臟研發，換成我要說服別人了。因人類的更長壽，各種病因導致的心臟衰竭的病人大幅增加了。末期心臟衰竭，移植心臟是最後唯一的治療方法。直到現在車禍猝死是心臟捐贈的最大來源。不久將來，無人駕駛的汽車，將取代了現在的汽車。車禍必然大量減少，尤其酒駕闖禍的將幾近歸零。

在心臟移植的實務上，小孩的心臟是真正的一「心」難求，因而未來就只能依賴人工心臟了。美國 Barb Rossner（擔任Coordiner of the Heart Failure and Transplant）於03.19.2017在 *Smallbeats* 刊物發表專文，題目：

How soon will artificial hearts be a reality？多快人工心臟將成真實？

鳳凰人工心臟-7，為何救了人卻被控違法？

她指出依據美國疾病管制及預防中心 CDC&P 美國心臟衰竭病患有約五百萬人。現在有3,800人在等待換心，但永不可

醫生，我還活著，別摘取我的器官

能有這麼多心臟可供移植，因此只有研發人工心臟才可能解決這問題。文中她加副標題：*'Wait. Don't we already have artificial hearts？'* 等一等，我們不是早已有人工心臟？她具體陳述這一事實：

"The first successful total heart transplant took place in the late 1990s in Taiwan, according to the National Center for Biotechnology Information, NCBI. 依據美國國家生物科技資訊中心，第一件成功的全人工心臟已於1990年代晚期在臺灣達成"。所指的全人工心臟，就是鄭國材和我主持的團隊在臺灣研發的Aetificial Heart Phoenix-7 鳳凰人工心臟-7，由振興醫院魏崢醫師成功植入一位心臟衰竭末期已陷入昏迷的45歲男性病人。此全人工心臟使用17天後，此病患獲心臟捐贈移植。此位病人健康生活18年，因其他疾病辭世。這「鳳凰人工心臟-7」證明可完全取代原有的心臟。這一成功，是心臟醫學科技史上重要的里程碑。美國 National Center for Biotechnology Information, NCBI 將其列為首例人工心臟成功的記錄。極其不幸，當年臺灣衛生署認定這一救了病人生命的案例是「違法」，醫院和醫師都被罰款處分。人工心臟在臺灣的研發就此夭折。為何救病人生命的醫學科技在臺灣會被認定「違法」？這處罰不是醫學的判斷，顯然與權勢的「政治」運作相關。因為當時臺灣的權威醫師正開始摘取「沒有腦死但不適宜生存」的患者器官供移植，器官移植帶來利益，若人工心臟量產，巨大利益將消失。但醫學倫理與法律上，沒有腦死就是活著的人。事實此一「器官來源」隱含人間的悲慘血淚，是醫者未能尊重生命而釀成的災難。為此，而扼止人工心臟在臺灣的發展，也是一大憾事。

▪ 人工器官將是移植的主力？

在1970年就施行了猴子的換頭移植的懷特醫師（Robert White, MD）。這位哈佛出身的移植醫學先進在2010年就提出：

「醫學專家們必須在脊髓再生長方面取得進展，才能在頭部移植領域有突破。這仍然需要很多年，也許會由中國專家來實現。別忘了，人體器官移植才剛剛50年，卻取得了那樣大的進步。不僅是在美國，在中國也一樣，比如中國的斷肢再植技術。我認為，在新的世紀裡，除了人腦之外，別的所有器官都可以被人工器官所替代，人工肺、人工心臟、……未來將會出現一個合成人，所有器官都是人工製造的，只有腦是人原有的」。

很明確，懷特醫師認為人工器官將是器官移植的主力。

無論器官移植未來如何發展，我們始終要堅持的是對生命的尊重，恪遵醫學的倫理道德，目前器官移植的最大來源，可預見的仍是來自另一人體。器官移植的最大潛在危機，仍在器官移植醫師為了太急切需要器官，而涉入自「尚是活著的病人身上摘取器官」。這就形成了「為救治一病人而謀殺另一病人」。當然鋌而走險的醫師自信可暗箱作業而不為外人知！其實不然，醫院是一個絕對無法保密的地方。移植醫師絕不可犯這嚴重無從補救的罪惡，不但自己遲早要承担重罰，且將對器官移植醫療造成永難挽回的傷害。

醫生，我還活著，別摘取我的器官

The oppos

difference.

ot death, it

f love is n

nd the op

s indiffere

not hate

e opposite

difference.T

ate, It's indifferenc

f life is not death, it's in

第三章

人，
不可轉逆的終點

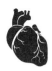

第三章 人，不可轉逆的終點

　　器官移植使用的器官來自人體，除了部份是取自活體，多數還是取自死者遺體。自死者摘取器官，必須在確定死亡之後。這就是Dead Donor Rule, DDA。為此，判斷死亡與器官移植有著直接密切關係。

■ 人，不可轉逆的終點

死亡的定義

　　首先，死亡的定義為何？生是死的開始，死是生的結束，生死是一過程。死亡和生存是相對卻又相關。人存在於生命的開端和終點之間，而這從開端至終點的這一過程，稱之曰生存。至於何謂死亡？定義判斷似易實難，但可確定的是，死是不可逆轉的終點。

　　醫生，我還活著，別摘取我的器官

Dorland's Illustrated Medical Dictionary 道氏醫學辭典：
Death is defined as the cessation of all vital functions of the body including the heartbeat, brain activity （including the brain stem）, and breathing.

「死亡是定義為身體生命功能的停止概括心跳，腦活動（包括腦幹）和呼吸」。

這定義看來很簡明，但實務判斷並不易，是必須極為謹慎從事。

在1968年之前，傳統醫學判斷死亡的標準，是三項生命徵象永久性消失，就心跳停止、呼吸停止，及瞳孔對光無反應，表示腦功能的損害，來確定死亡。這三項徵象是來自傳統上被認定直接影響生命現象的器官，因而以之作為死亡確定判定的不移準則。

▌死亡是一個過程，但不是一個定點

在生物現象的死亡是一個過程，而並不是一個定點，當心跳停止、呼吸停止，其他臟器因缺乏血液循環，會逐漸壞死，但是壞死的時間也長短不一，腦部壞死是出現在缺乏血液循環約5至10分鐘內，但是其他器官如：肝、肺、心、腎等的壞死較慢，會發生在沒有血液循環後的30至90分鐘內。傳統定義的三徵象說，仍會有太早判定死亡的疑慮？事實上，在這三種徵象都消失的時候，生命是可確定已處於終止，而生命喪失已達不可能逆轉的狀態，起死回生應已是不可能。但仍要極謹慎

客觀，因為醫師是人，凡是人做的事，仍會有人為疏誤的可能性。

▎無望的奮力掙扎

古代活埋的慘劇

古時候沒有醫學科技，他們對斷定死亡是靠拖延下葬時間以求確定。「一息尚存」、「屍骨未寒」等都是表示慎終，不可以匆促入土。但考據古時棺材，仍然發現有未死者被埋葬，而在棺材裡復醒，絕望掙扎的痕跡證據，曝露了誤斷死亡所致的慘狀。陳榮基教授在一篇有關「腦死」論著提到：「1968年即有美國醫學雜誌*JAMA*報導；1877年一位 Naples 婦人在埋葬數天之後，被發現壽衣撕破，指甲折斷，四肢受傷之例。醫師因此被判刑三個月」。

這極悲慘事件原載英國醫學會期刊*The British Medical Journal,* December 8, 1877 出刊 第819頁。在90年後，美國*JAMA*再轉載。

此案除醫師外，核准埋葬（authorized the interment）的市長，也同時被以過失殺人（involuntary manslaughter）判刑入獄三個月。Naples 市長必須為冤死小市民負疏誤刑責。在白宮發行有關死亡定義的文獻，附印了十九世紀鑑定被理葬者是否尚活著的偵察儀器 Kirchbaum's device for indicating life in buried persons，此儀器還獲有專利 Patent sketch, 1882。由此獲有專利的被理葬者存活偵察儀，足佐證此類活埋慘劇。在古代由於醫師的判斷死亡的能力不足，誤判死亡應時有發生。在此談論，

這只是歷史往事。但想像一下，如果是自己未死被埋，醒來一片黑暗，無望的奮力掙扎，敲打棺木到手臂都折斷了，劇痛穿心卻未獲一絲回應，如此秒秒分分慢慢痛苦而死，人間至慘莫過於此。醫生、市長被判三個月刑期，於事已無補。

▍這是不可原諒的錯誤

現代仍有活埋的案例

　　既使在當今仍有此項駭人聽聞。就在2013年9月26日在希臘北部的Peraia墓園，有人聽到一座剛入土的棺木發出敲打呼救聲。經緊急挖出後，棺中求救的45歲癌末婦女已窒息死亡。主治醫師 Chrissi Matsikoudi 辯稱她有做必要的檢查確定此病患已死亡。她無法相信會發生這種事。現代醫學衛生發達，古代停屍延遲下葬已不容許。但就在醫院及殯儀館停大體的場所，仍續有被誤斷「死亡」者復醒的事。我當實習醫師時，就碰到一例。我走過太平間的門，聞到清喉嚨的聲響，經進門查看，那是一位因肺病末期「病亡者」所發出。我和護士趕忙推他回到病房。主治醫帥到現場確定此「死者」仍是活人，他說了一句「是遲早的事」，但沉思良久說「這是不可原諒的錯誤」。

　　無論何種情況，中外古今醫師誤斷死亡都是極嚴重的事。死亡判斷必須非常非常謹慎。尤其當今更涉及要捐贈器官的死亡判斷，又另涉被懷疑可能是為獲取器官，而蓄意「誤判」。

　　誤判死亡而做器官移植，其悲慘程度是不低於古代的活埋。因為被誤判死亡都是重度昏迷者，但重度昏迷者並沒有腦死，因而往往意識感覺仍在，只是無法表達。那他在被進行器

官移植時，除了刀刀劇痛，內心更惶恐悲切無奈。他就要無辜被促死，就此永別他熱愛的世界，與他摯愛的親友永訣了。

職是之故，死亡判斷必須極為慎重嚴謹。

醫生，我還活著，別摘取我的器官

第四章

在，
生與死的曖昧不明

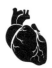

第四章 在，生與死的曖昧不明

　　在廿世紀中旬後，因醫學科技進步，促成人工維生系統即體外循環器等的發展並普遍使用，使得腦功能已經受到不可逆轉損害的病人，雖然他的呼吸、心跳已不能自主運作，卻能夠依靠人工維生系統，主要是呼吸器（ventilator），繼續呼吸及心跳，並依賴此運作維持其他器官的功能。在這種狀態的病人，無法與家人、社會溝通，甚至已沒有意識，如果依照上述傳統死亡的定義，處於這樣狀態的病人，我們依法並不能定義其為死亡。但是這種狀態的病人能夠存活，完全是依靠著人工維生系統。依醫學倫理，此種存在狀態，實處於生與死的曖昧不明。如果仍舊定義為「生」，將會造成病患自身、病患家屬以及社會的沉重負擔。除了病患已沒有恢復的空間，也會使得有限的醫療資源無法合理分配。又因在此同一時期，器官移

　　醫生，我還活著，別摘取我的器官

植已成為有效且逐漸普及的醫療，而器官來源卻越來越是「求者眾捐者寡」，因而時有鋌而走險活摘器官事件發生。在1967年南非班納德醫師（Chris Barnard,MD）開始首例心臟移植手術。人只有一顆心，心臟移植的器官來源更形迫切。要等到傳統醫學判斷死亡的標準，心跳停止、呼吸停止，及瞳孔對光無反應，心臟等器官恐就無法運用於移植。

■ 腦死的新定義是為了器官移植

　　醫學上及法律上若仍維持「呼吸心跳停止才能判斷死亡」，則以呼吸器維生，呼吸心跳仍繼續，死亡恐長期無法判定，也不可能容許摘取器官。此死亡判斷的延遲將導致醫療浪費，使醫療資源無法有效使用。等到呼吸心跳停止，器官開始壞死，心臟等器官恐就無法及時移植。當時醫界中有此見解者，特別是器官移植的專家醫師，很自然就開始動腦筋到腦功能損害已不可逆轉的病患，即是「腦死者」的身上。事實上，此等腦死者，若不用維生系統，則呼吸心跳都確定會停止，瞳孔對光也會沒有反應。顯示「腦死」是在整個死亡過程中的開始前端，已必然走到傳統定義的「死亡」。職故，「腦死」是應可提前推定為人的死亡。

　　「腦死」，若可被認定是人的死亡，則可不必再繼續使用維生系統，避免浪費醫療資源；且可大大增加器官捐贈來源，尤其是心臟這一項。

　　於是醫界開始推動「腦死也即死亡」的另一「死亡」新

定義。儘管這推理是合乎生命科學。無庸掩飾，此另一新定義，確實也是醫界藉醫學知識掌握著對於死亡論述的影響力。且這「腦死」的新定義的背後是為了器官移植，也有為了醫療效益、醫療經濟的考量。醫師在執行這新定義如何做到中立公正，維護尊重生命的醫學倫理？如何正確判斷「腦死」？會不會有醫師在傷患未確定腦死前，就活摘了器官？諸多問題有待考驗。

　　法國雖於1959年就倡導腦死的概念，但公信無法建立，因有諸多疑慮，而遲遲無法付諸實踐。

■ 腦死與「哈佛標準Harvard Criteria」

　　有鑑於「腦死即死亡」新定義的必要性及疑慮有待澄清，美國哈佛醫學院於1968年組成了特別委員會發表報告於美國醫學會會刊 *JAMA*（*the Journal of the American Medical Association*），確定了腦死說的死亡判斷標準。早在1954年，哈佛醫學院的默里醫師 Murray 就成功做了同卵雙胞胎之間的腎臟移植，後來默里因此榮獲了諾貝爾獎。哈佛在這方面確有令人信服的聲望。這一「哈佛標準」Harvard Criteria 對美國，及世界其他各國都有決定性的的影響，並使得「腦死說」自始就與器官移植有密切關係。

　　在報告中，美國哈佛醫學院特別委員會就「腦死」，設立了四項標準：

　　1.不可逆性與無反應性 （Unreceptivity and

Unresponsitivity）：對外界的極端刺激完全沒有反應的狀態、即使該刺激會引起劇痛，病患仍然完全無反應，不會呻吟、也不會有肢體收縮或呼吸加快等情況。

2. 沒有動作或呼吸 （No Movements or Breathing）：醫師觀察1小時以上來判斷病人有沒有任何自發性的肌肉動作，自發性的呼吸。確定對疼痛、觸碰、聲音、光線等刺激，均無任何反應時，將人工呼吸器關閉三分鐘察視病患是否能夠自主呼吸。

3. 沒有反射機能（No reflexes）：病人因中央神經系統的活動已經停止，而進入永久性昏迷狀態的證明是，病人肌腱反射消失，瞳孔放大，眼球不轉動，並且對於直射強光也沒有反應。

4. 腦波呈現平線 （Flat Electroencephalogram）：腦波電位記錄圖呈現平線或相等電位狀態，是一項重要的證據。但是先決條件是，所使用的電量敏度必須適當、測試儀器功能必須正常、操作人員必須適任。

須在24時後，重複上述測試。

這項標準提出之後，隔數天第22屆世界醫學會在雪梨開會就宣布認同此一「腦死即死亡」，就是世界醫學會 World Medical Associatioin 雪梨宣言 WMA Declaration of Sydney 。此宣言認同「腦死」，對摘取器官事則聲明：「判斷死亡的醫師絕不得與器官移植的操作相關」。此後，世界各國開始廣泛採用「腦死」定義。但各國對判定「腦死」的檢驗標準仍不盡相

同。

就在美國，1971年明尼蘇達大學 Mohands 和 Chou 提出「腦幹死」（brain stem death）的說法，認為必須確認有顱內不可修復的病變（irreparable intracranial lesion）的存在，從臨床判斷確定全腦幹已發生不能修復的損害，縮短重複檢查時間為12小時，並認為腦波檢查並非必要條件。明尼蘇達大學的這個標準認為，一旦腦幹承受不可逆性的損壞，病患已不可能恢復意識及腦功能，其他生命現象也必逐漸消失，最終導致死亡；此標準一出，「腦幹死等於腦死」觀念逐漸為各國醫師所接受。

1976年英國正式採取這個標準，以「腦幹死」為判定腦死的依據。

美國明訂：「統一決定死亡法規」

自1968年哈佛醫學院四項標準後，爭議商榷十年餘，終於在1981年，美國提出了「統一決定死亡法規 Uniform Determination of Death Act」。

其中最令人擔憂的，也最有爭議的是「腦死」的判定。判定者的因素佔了相當大的份量。除了必須有相當的訓練與經驗外，判定者的「動機」至關重要，但證明「動機」是無法確定的事，因此只能明定參與判定死亡的人員，就不能與器官移植有任何關連。

「哈佛標準」本身也有令醫界存疑處。例如，忽略了腦死後，脊髓仍會有暫時的反射。用不可逆轉的「昏迷 coma」一詞，但昏迷是活人的一項狀態。還有對腦幹反射 brainstem

醫生，我還活著，別摘取我的器官

reflexes 的測試，尤其無呼吸 apnea 的測試，尚未盡周詳。重試須間24小時，時間太長。還有，對排除藥物等引發的可逆性昏迷，沒有提出適當的確定方法。這些問題在長達十年中，逐步盡力解決。

1981年7月美國總統的生物醫學、醫療和行為研究的倫理問題研究小組，經二年多徵求各方意見並磋商，將結論向總統、國會和政府有關部門提出死亡定義報告，最後採取「全腦死亡」定義，不過報告中也引述英國標準的聲明「假如腦幹完全喪失功能，全腦則功能也必喪失。」總統的特別小組並協同美國醫學會和法學會聯合提出「統一決定死亡法規 Uniform Determination of Death Act, UDDA」，確定：

「一個人發生 其中之一

（1）循環與呼吸功能不可逆轉的終止，或 （2）全腦，含腦幹系統，所有功能不可逆轉的終止，就是死亡。

An individual who has sustained either

（1） irreversible cessation of circulatory and respiratory functions, or （2） irreversible cessation of all functions of the entire brain, including the brain stem, is dead. 」

最重要的是此「統一法規」將傳統的死亡定義與新的「腦死即死亡」定義，正式兼容概括。

在此提案中，另明書「決定死亡必須依據被接受的醫療標準 A determination of death must be made in accordance with accepted medical standards」。

　　這提案對美國境內各州有決定性的效應，對世界其他地方，包括臺灣，也有相當的影響。

　　提案提出前，此小組已整整工作二年多，整合各方的意見。那段時間，我適在華府擔任美國聯邦政府的主任醫務官，同時在Georgetown University及George Washington University 的醫學院兼教職，有些機會參與討論。

▌對於生死的問題，誰能不關心！

布希總統發布「腦死即死亡」

　　我記得較深刻的一、二件事。我當初認為Harvard criteria用Brain death腦死一詞，有待商榷，小組要定義的是人的死亡。Death，在中文就是死亡。只看單字一般立即會認定是指人的「死亡」，而不是腦器官的「死亡」。在這提案中，已將「Brain death」，寫做：「Irreversible cessation of all functions of the entire brain 全腦所有功能不可逆轉的終止」。

　　人類生存到了二十世紀，才又要Defining Death定義死亡，令人有點錯愕。此報告最後呈給布希總統。之後不久，我在白宮餐會中，見到布希總統和夫人。總統談到，他約略看了這報告，大家都盡力了。他提到 " Britain focuses on the function of the brainstem alone to diagnose death and American bases on all functions of the brain." 我接著了一句「Ours is a diagnosis; theirs is just a prognosis，我們的是診斷，他們的只是預斷」。他點

醫生，我還活著，別摘取我的器官

頭，表示這決定是為了器官移植，必須非常非常慎重。我說總
統會關注這提案，實在很難得。他立即說，對生死的問題誰又
能不關心？總統那天看來很高興，特地請夫人過來我們拍了合
照。

■ 布希總統發布「腦死即死亡」

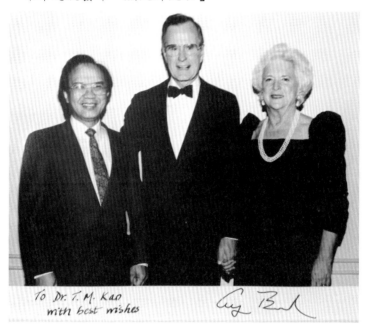

To Dr. T. M. Kao
with best wishes

■臺灣「腦死即死亡」的立法

　　臺灣是亞洲第一個「腦死」立法國家。為什麼會如此早就
立法？應該歸功於吳基福醫師（全國醫師公會聯合會理事長）
與陳榮基、洪祖培二位教授的先見之明，及熱誠促成。

在1983年，我自美返國，吳理事長約我在臺北見面。主要就是談腦死立法的事。他讓我看一篇他寫就的一篇文章〈初論腦死之判定標準〉，他要在《台灣醫界》雜誌發表。此文簡明精要，顯示他已用功良深。

吳理事長是一位熱情洋溢的醫界領袖，他和我深夜長談。我們的初步共識是早些立法，可以幫助許多必須仰賴器官才能獲救的病患，而且此舉將很可能促使臺灣移植外科成為亞洲先進。我們認為獲醫界支持不難，但當時的政治氛圍，要有層峰政界的支持才易成事。我們都認為時任中山大學校長的李煥先生會是很有力的推手，如果他肯協助。隔二天，我就約李校長在高雄吳基福眼科醫院和我們見面。李校長聽了吳理事長的詳盡會報，認為立法有助醫學教育及研究，又可救治末期病人，他很樂意從中幫忙。

經醫界先進艱辛奔波說服，和衛生署官員的誠懇協調，立法「腦死」的過程雖仍有些波折，但相較其他國家，還是相當快速順遂。

1983年8月，吳理事長在衛生署召開「腦死定義」專案研究小組第一次會議，溝通達成初步共識，1984年10月由全國醫師公會聯會與神經學學會共同發表「腦死即為死亡觀念聲明書」1987年6月立法院通過、總統公布「人體器官移植條例」。

該條例第四條規定「醫師自屍體摘取器官施行移植手術，必須在器官捐贈者經其診治醫師判定病人死亡後為之。前項死亡以腦死判定者，應依中央衛生主管機關規定之程序（腦死判

定程序）為之。」確立在臺灣可以據「腦死brain death」作為死亡判定標準，捐贈器官供移植之用。

1987年衛生署公布「腦死判定程序」

1987年9月衛生署據上揭「人體器官移植條例」公布「腦死判定程序」。

◼ 球員不能兼裁判

移植小組成員不應參與腦死判定

原醫師公會提議的「腦死判定步驟」明文，「判定至少需有兩位經過神經內科、神經外科、麻醉科或加護病房訓練的醫師，但執行器官移植手術小組之成員應避免參加」。但衛生署在移植醫師的壓力下，刪除了「但執行器官移植手術小組之成員應避免參加」這非常重要的一節。

前已提到美國在研議腦死判斷提案時，就強調：「腦死」的決定，判定者的因素佔了相當大的份量。判定者的「動機」至關重要，但證明「動機」是無法確定的事，因此在只能明定參與判定死亡的人員，不能與器官移植有任何關連。

依美國為先例，當初我就建議在臺灣必要明文「執行器官移植手術小組之成員不得參加」。但全聯會很客氣只用了「應避免參加」。到了衛生署的發布，這節文字竟全部不見了。另外，我建議臺灣應採用美國的「全腦死」，但臺灣的專家們多數認為英國的「腦幹死」較簡明，且腦幹死必然導致全腦死。

卑微生命的哭聲與吶喊

法務部率先不遵守「腦死判定」？

每項法案在完成立法之後，全民就應一體遵守奉行。如有違反，即應由司法依證據法辦。但很不幸「腦死判定」的法律，第一位違法竟是法務部，法務部於1991年5月17日修改了「執行死刑規則」。規則增加第三條明文：「執行槍斃時，射擊部位定為心部。但對捐贈器官之受刑人，檢察官得命改採射擊頭部。」及第五條明文：「執行槍斃逾二十分鐘後，由蒞場檢察官會同法醫或醫師立即覆驗。對捐贈器官之受刑人，執行槍斃，經判定腦死執行完畢，使移至摘取器官醫院摘取器官」。

此新規則「執行槍斃逾二十分鐘後，經判定腦死執行完畢」，已明確違反了「腦死判定程序」第三條：「三、在使用人工呼吸器之狀況下，至少觀察十二小時。」對死囚的「腦死判定」，所做「變通」辦法，「二十分鐘後」和「至少觀察十二小時」，相差太遠太遠。在刑場又那來「在使用人工呼吸器之狀況下」？對死囚的所謂「腦死判定」實在太兒戲了。法務部官員並非醫師，當然這「變通」，是來自從事移植醫師的關說施壓。這「執行死刑規則」的修改，只是為了方便摘取死囚的器官供移植。這關說的醫師連對法務部都敢如此粗魯耍詐，心目中那有醫學倫理存在？當時神經學會理事陳榮基教授就痛切指責：「罔顧『需在使用呼吸之狀況下，觀察12至72小時之規定』，即草草判定腦死；更違反全世界醫學與人權之倫理，使我國醫界形象，遭受國際指責。醫界應引以為鑑」。

醫生，我還活著，別摘取我的器官

臺灣一位移植醫學教授至今仍倡導利用死囚做為移植器官來源。他認為死囚早已確定不適生存。但他完全忘了醫學倫理，只要一個人還活著，醫者就必須恪遵生命至高的原則。何況人所做判斷是無法完全正確，包括「死刑的定讞」與「腦死的判定」。臺灣人要永遠記得生於民國64年雙十國慶，完全清白無辜的21歲江國慶先生，是如何被國家「合法」槍斃的？一位23歲不知名的青年因頭傷昏迷判定「沒有腦死」，仍慘遭摘取器官而死，但國家至今未曾過問？我們的國家對有權有勢的人，和對無權無勢的人，所做照顧有顯著不同。畢竟執行司法的官員本身也是權有勢的人，但何時臺灣才會有平民的陪審團制度？顯而易見，慘遭摘取器官的無權無勢者，恐怕要等那時刻才得伸冤？

■《白色力量》柯文哲自認在「法律之上」，不受法律節制

柯文哲醫師顛覆「腦死」與「沒有腦死」？

「腦死」是人死了；「沒有腦死」就是活著的人。不幸，台大柯文哲醫師混淆了「腦死」與「沒有腦死」。

台大醫院柯文哲醫師等於2000年，報導自一位23歲頭傷但「沒有腦死」的男性取腎臟供移植a 23 male brain lesion but not brain dead，此摘自「沒有腦死者」的腎臟，植入二位受贈者身體後腎功效良好。2005年再報導自一群「沒有腦死者」摘取器官，認為可助增加器官供應源。柯文哲醫師等是具有公務員

身份，竟完全對器官移植及腦死判定的法律視若無睹，且自行報導自沒有腦死not brain dead的病患摘取器官供移植。沒有腦死，在醫學上、法律上及一般社會認定，就是活人。柯醫師等將前來求醫治的「沒有腦死」患者，做為器捐者摘取他們的器官而促成死亡，醫師於心何忍？縱然他們自認在法律之上而不必受法律節制，但醫者將活人摘取器官促死，只因他們在社會上是無權無勢的人，問心能無愧？能無歉疚嗎？

針對「腦死」立法意旨，民進黨立委管碧玲說得很切入要點，她強調：「腦死在臺灣法令是指器官移植死亡判定基準，腦死後打藥，裝葉克膜維持新鮮度，這個過程符合器官移植程序，將台大醫院變成殺人工廠的指控相當草率」。但很可惜她完全被蒙蔽了最主要的關鍵：被摘取器官的病患不是「腦死者」而是「沒有腦死者」，是一群活著但陷於昏迷的人。柯文哲等所發表2000年及2005年論文分別寫得很清楚明白：「23歲男性 腦疾不適合生存但沒有腦死」、「他們患嚴重腦疾不適合生存，但沒有腦死」。將沒有腦死的求醫者摘取器官促成死亡確實是很可怕。這是柯文哲醫師等的個人行為。遍查當時媒體報導，我並未發現有指責台大醫院是「殺人工廠」的說詞。但我認為台大醫院對徹查此不幸事件，確有責無旁貸的義務。

另外，管立委說明「裝葉克膜維持新鮮度，這個過程符合器官移植程序」，應係依據柯文哲論文所述。論文所述是摘取二顆腎臟供移植。現代醫學，摘取的腎臟在體外低溫溶劑中可保存30小時。以「裝葉克膜維持新鮮度」顯非絕對必要。另據論文所述這葉克膜外，在一導管裝設一小氣球，用以堵塞胸動

醫生，我還活著，別摘取我的器官

脈，使血液無法流至心臟及腦部，器捐病人心跳立即停止而死亡。因此，這不是單純使用一般的葉克膜。堵塞胸動脈的小氣球，其功能倒過來了，是用以杜絕生存的機會。不知衛福部有否查明用途？有否核准這種杜絕病人生機的「醫療裝置」用於人體？

■ 摘器官不是「被授權」的問題，是殺人與否的問題！

「沒有腦死」與「腦死」是生和死的分別

這件很珍貴的「腦死」立法，若容許柯文哲醫師等以「沒有腦死」取代「腦死」，則此「立法」不僅未能保護沒有腦死者，反而成了混淆掩遮害死沒有腦死者的工具。

「沒有腦死」的病患被以「不適宜生存」為藉口摘取了器官而死亡。這是至慘至悲的事。依據二篇論文明書是自「沒有腦死」活著的病人身上摘取器官，這是百分百確定的事實。這一珍貴的「腦死」的立法原旨，已被柯文哲醫師等完全粉碎了。

此混淆「腦死」與「沒有腦死」的始作俑者，也是主角——柯文哲醫師現身電視，但他對「自沒有腦死者摘取器官」，只提「摘取器官」，而不提質詢者所明述的「自沒有腦死者」的重點，使人誤信這只是一般「摘取腦死者器官」的程序。

柯醫師先聲奪人開口就痛罵對此事件提出質詢的立委及質疑的醫師：

「太沒品了，這實在很沒品……他媽的」，電視字幕為了擔心太粗魯，將「媽」印成Ｘ。臺灣社會敢公然罵人的人往往被認為必是「生氣有理」。理直氣壯才會「口出粗話」。接著他說明有關「摘取器官」是有被授權的。他在電視上公然宣示全句：

「這個第一這個都有家屬的DNR，就是拒絕急救同意書、器官捐贈同意書，然後大部分如果不是疾病死亡的都還有檢察官的同意書，事實上，我在場的都只有一半而已，這是要指控柯文哲，還是指控台大醫院」。

柯教授講話是這般吞吞吐吐，僅能據電視報導忠實轉錄。他說明「摘取器官」有家屬的「拒絕急救同意書」、「摘取器官同意書」，因而是合法的。

但柯醫師沒說明，頭傷昏迷患者是前來台大醫院請求急救，有心跳呼吸並沒有腦死。怎會變成專程來繳交「拒絕急救同意書」？為什麼救活自己親人如此心切的家屬簽署「拒絕急救同意書」？柯醫師也沒說明他是如何說服家屬同意讓活著的親人為捐贈器官而死？並在那麼短時間簽署「摘取器官同意書」？

柯醫師若將「昏迷但沒有腦死的病人，是活著的人」說清楚講明白，檢察官會核發檢察官的同意書嗎？檢察官是前來證明非因疾病的死亡，絕對不是來背書可准許自「沒有腦死的活人摘取器官」。依檢察官職責，應無義務核發摘取器官的「同意書」。

「我在場的都只有一半而已」，那另一半是誰做？應是

醫生，我還活著，別摘取我的器官

其他台大醫師了，這樣他把同事拖下水。但問題是若是合法的事，全部一人做都沒事且有功勞。但不合法的致人於死的事，就僅是其中一件，恐就已難卸殺人罪嫌。且所致死的是前來請求醫治的病人，已明顯違逆了醫學倫理了。

■「一定拚一個植物人給你們！」

指控柯文哲，還是指控台大醫院？

柯醫師最後一句：「這是要指控柯文哲　還是指控台大醫院？」。台大醫院是法人，沒有人會指控法人「摘取沒有腦死者器官的犯罪行為」。

柯文哲醫師除了拖人下水外。他的解釋中，並沒有一句是針對「自沒有腦死者摘取器官」的明確事實做任何解釋辯護。

很明顯，柯文哲醫師的解釋閃躲了最關鍵的一項，病人「沒有腦死」或「尚未判定腦死」是活著的人，任何人沒有權利剝奪他們的生命。法律明文是指「死者家屬」，活人家屬絕對沒有這項權利。連檢察官也只能核准經法院定讞的死刑犯，在刑場執行死刑。但也沒有權利同意剝奪無辜者的生命。

柯文哲醫師認為他獲有家屬的「拒絕急救同意書」、「摘取器官同意書」是護身符，恐怕無法藉此卸免刑責。至於病人由有心跳，轉變為無心跳，據白紙黑字署名「論文」的記載醫師是利用藥物促使病人的心跳停止，再作心電圖做為「法律文件」，再請檢察官前來。因此，檢察官對「醫師將病人的心跳利用藥物促使停止」應該是完全不知情。檢察官看到的心

電圖，是心跳停止後所做。這恐怕是全世界唯一的「醫師在病人心跳停止後，才刻意做心電圖」的案例，這種絕對沒有圖的心電圖是在圖謀啥麼？！「造假」的人似乎都認為可欺盡天下人，其實欺騙不了任一位明眼人。

　　柯文哲沒有對媒體說明他是如何說服家屬「放棄急救」、「捐贈器官」？但在他親撰的「經典柯語錄」第60則，將這方法寫得很明白，言簡意賅：

　　拼一個植物人給你們

　　一個嚴重頭部外傷的病人，被送進台大急診室。

　　家屬：「醫生！無論如何一定要拼，不管結果怎樣，醫生，你們儘量拚就對了」

　　柯P：「沒問題，沒問題，我們一定拚一個植物人給你們。」

　　家屬：「我們不用開了。」

　　柯P：「你們不是說不管怎樣，盡量拚就對了。」

　　——錄自柯文哲醫師著《白色的力量》 第256頁

　　這短短的對談語錄，記載了一齣醫療悲劇觸目驚心的序幕，流露了醫師的傲慢威權，完全無視病患的生命，充分顯露了病患家屬的悲淒無助。頭部傷重陷入昏迷的患者，被送進台大醫院急診室。昏迷傷患已無法言語，就全由心急如焚的家屬苦苦哀求醫師的慈悲。他們得到的回應是，若要「急救」，結果「一定會拼一個植物人給你們」，否則，就簽署「拒絕急救

　　醫生，我還活著，別摘取我的器官

同意書」、「器官捐贈同意書」。我做為同為醫者，閱讀柯P的威嚇戲謔病患家屬的「幽默」，直像利刃穿心。醫師敢如此囂張戲謔，當然知道這些病患是務農、做小生意、打工謀生的尋常清寒家庭，是養不起一位植物人的。他們絕不會是郭台銘董事長的家人，也不會是蔡英文總統的家人，或其他達官貴人的家屬。柯文哲醫師本人，是台大醫院ICU主任，同時主管台大醫院器官移植。醫師在臺灣早就有很崇高的地位。柯醫師這樣的地位，早被視為「柯神」了，此刻更是一座接受膜拜跪求的「白色巨塔」。「柯語錄」是柯P自語自編，早就被奉為臺灣醫界的「經典」。論文也詳盡報導了摘取器官的「標準程序」，一如現在的政治時尚語SOP。給人錯誤印象是既有了「標準程序」可循，就準錯不了。但事實與我們的一廂情願完全相違，我們的大意，讓一個一個沒有腦死的昏迷病患就冤死於「標準程序」的刀下，且讓做此傷天害理的醫者備受讚譽。

在柯文哲醫師的醫學論文中，他報導這些位病患「not brain dead 沒有腦死」，「沒有腦死」，在醫學上、法律上都是活者的人。他們的生命受到國家憲法的保障。他們被摘除器官的理由是，他們「不適宜生存 incompatible with life」。類同此一用詞的德語，曾被絕頂聰明的希特勒在1930年代所使用，最初用於殘障兒童。他認為殘障兒童的生存，使他們的家長為照顧他們，而不能全心奉獻建設國家。於是納粹黨徒說服他們的父母將殘障兒童交給國家集體妥善照顧。孩子們歡歡喜喜坐上大巴士，家長們揮手送別，心存對希特勒的無盡感激。許久後，他們才知道心愛的孩子，是以「不適宜生存」的理由，送

入毒氣室，化為一縷青煙了。在現代的臺灣，竟然還發生同樣令人悲悽的事，「沒有腦死被摘取器官」而死亡了。他們的家人，則至今尚不知道實情，猶在感激醫師的恩德，讓他們避免帶回一個「植物人」。事實是相反，他們的親人是被謀害。如果他們不被欺騙，他們的親人，即使很嚴重腦傷，仍有六、七成存活機會。也有人會完全康復。

「沒有腦死患者被摘取器官」的慘事被公諸於世，二年餘來，顯已沉寂無聲，也沒人再提了。柯P已成了萬民共仰的市長，如今再提此事，恐更是蚍蜉撼大樹了。但我一再自問為什麼我仍放不下這件事？我並不幻想柯文哲醫師會為他所為表達歉意，也不認為有司官員敢對他會有絲毫譴責，遑論法辦了。但做為醫者，我確實期盼能為那些位沒腦死被摘取器官的冤死者，討回公道。他們的家人也應因無辜遭受慘害獲得合理的補償。我也希望未來再不要有人只因昏迷就被殘害而喪生。我曾忝為立委，我也希望能維護「立法」的尊嚴，維護人民自「立法」應獲得的保護權益。依據臺灣法律，「沒有腦死者」是絕對不可做為器官捐贈者。「沒有腦死」是活著的人，絕不應該因為有其他人急需器官，而趁他昏迷中摘取他的器官。

▍誰「不適生存」？你是醫生，不是神！

臺灣醫界永世不應再用的詞彙

柯文哲醫師等已明述此等病患都沒有腦死，因而可以確定他們在醫學上、法律是都確定是活著的人。自活人摘取器官而

醫生，我還活著，別摘取我的器官

致他們死亡，應已觸犯刑法。台大醫院必須依據柯文哲等所著二篇論文分別在2000年及2005年，詳查受害的病人有多少人？事實過程及責任歸屬？對受害身亡病人的家屬是否應給予合理的賠償？

　　另一關鍵點由上揭論文所明述，可確定柯文哲醫師等是以"incompatible with life" 這一詞彙做為決定摘取沒有腦死病患的「理由」。在前已論及此一用詞並非醫學上之診斷，且德國納粹曾用這類詞彙做為殘殺無辜的藉口。針對此詞，台大醫院是否有標準中譯？是否有明文定義？"in compatible with life" 英文含有蔑視之意。去年澳洲 Dreamworld 遊樂場發生意外事件傷亡。救護人員脫口說出傷重死亡者是 in compatible with life（不適宜生存）。立即遭到輿論評責。著名專欄作家 Mark Ludlow 專文，他沒想到，救護人員竟會說出 such cold, impersonal language （如此冷酷，沒個人感受的語言）。醫師用這種語言為「理由」摘取昏迷病人的器官，是完全背逆醫德，違反人道。職故，台大醫院做為臺灣醫界的最高領導，必須加以嚴明糾正。臺灣醫界也應該永遠不再用這一「藉口」來傷害前來求醫的病人。

　　臺灣的社會大眾更應深切明義，當我們的其他無辜人們的生存權益遭到掌握權勢者無情剝奪時，我們是不能只冷眼旁觀，沉默無言。否則，有一天我們的生存權益，也可能被無端剝奪。那時，您環視周遭，也會所見盡是冷漠的眼神。

▍衛福部發布新的「腦死判定準則」

於2012年12月17日發布「腦死判定準則」取代原衛生署於1987年發布的「腦死判定程序」。

此新發布的「準則」比原「程序」更詳盡。但仍未將原來醫師公會提議的「但執行器官移植手術小組之成員應避免參加」列入，美國NIH等至今仍主張 Brain death to be certified by the physician who attends the donor at his death and one other physician, neither of whom shall participate in the process of transplantation.

美國醫界仍主張參與器官移植的醫師，不應參與腦死判定。一般人，也會瞭解若由急需器官做移植的醫師參與腦死判定，難免主觀的偏差導致誤判病人已腦死，以便摘取器官供移植了。

很令人好奇，在「人體器官移植條例」（2015年7月1日修正）第5條有如此明文：「前條死亡判定之醫師不得參與摘取、移植手術。」若不加思考，很容易被認定已彌補了「腦死判定準則」未排除移植小組成員參與，所造成對病患的可能危害。

事實是病人的生命關鍵是在「腦死判定」，將昏迷的「未腦死」病人蓄意誤判為「腦死」，之後，必定另有醫師去摘取器官做移植手術。規定那位醫師不得參與摘取、移植手術，對冤死者已毫無意義了。此猶如，不明定「債務人不得參於債權人的死亡判斷」，而另明定「債務人不得參於債權人殯儀、下葬事務」，用以掩人耳目。所以，法律應明文移植小組成員

醫生，我還活著，別摘取我的器官

不得參於「腦死判定」，對昏迷無法自衛的病人才有更實質的法律意義。

▌嚴格限制判定的醫師資格

「準則」將判定醫師的資格限制甚嚴，此舉是美國所無。美國神經學會的立場是所有醫師，不分科別，只要對「腦死判斷」有充分認知就可具資格。該會調查美國各州也幾乎都規定凡是持有執照的醫師具腦死判斷知識，就可從事「腦死判斷」。事實上腦死判定並不難，最重要的是執事者必須客觀公正，極細心逐項完成程序。美國幾件醫師腦死的違誤判斷，都出諸醫師的粗心，而發現錯誤卻是護理人員。美國醫界認為判定腦死是很簡明的事，最重要的是醫師的客觀公正。

「準則」將判定腦死的醫師資格限制是得很嚴謹。但「腦死判斷」是分明生與死，應該列入醫師，護理師的在學必修課程。任何科的醫師，護理師都應明確瞭解腦死判定的程序。雖然依此一「準則」，他們大多不能具「有判定腦死」的資格。但他們都具有能力隨時發現並指出錯誤的「腦死」判定。

▌不想冤死，你一定要懂──昏迷指數多少可判定腦死

此新「準則」和原「程序」在病人的「先決條件」有一項極重要的不同：原「程序」判定前之「先決條件」為「壹. 一、項」：「病人陷入深度昏迷」

新「準則」判定前之「先決條件」則為 第3條：「陷入昏迷指數為

五或小於五之深度昏迷」

原「腦死判定程序」的判定前之「先決條件」：「病人陷入深度昏迷」，是採用英國的原條文："The patient should be deeply unconscious"，他們未用昏迷指數，清楚是指 no response can be obtained，就是沒有反應的昏迷，是相當於昏迷指數3。英國醫學會至今認為此先決條件，是不用修改。

按正常人的昏迷指數是滿分15分，昏迷程度越重者的昏迷指數越低分，最低為3分。在美國和日本腦死判定的「先決條件」都明定昏迷指數3，才可做腦死判斷，就是要達到無反應的昏迷 no reponsive coma。

死人聽到呼喚後會睜眼嗎？

首先，我們得瞭解什麼是「昏迷指數為五或小於五之深度昏迷」？

請檢閱下列「昏迷指數」的評估及計算方法：

評估方法

格拉斯哥昏迷指數的評估有三個方面，三個方面的分數加總即為昏迷指數。記述以E、V、M三方面：

睜眼反應（E, Eye opening）
· 4分：主動地睜開眼睛（spontaneous）。
· 3分：聽到呼喚後會睜眼（to speech）。
· 2分：有刺激或痛楚會睜眼（to pain）。
· 1分：對於刺激無反應。
· C：有外力阻止眼睛睜開（closed），例如眼皮水腫。

醫生，我還活著，別摘取我的器官

說話反應（V, Verbal response）

・5分：說話有條理，會與人交談（oriented）。
・4分：可應答，但說話沒有邏輯性（confused）。
・3分：可說出單字或胡言亂語（inappropriate words）。
・2分：可發出聲音（unintelligible sounds）。
・1分：無任何反應（none）。
・E：氣管插管無法正常發聲（endotracheal tube）。
・T：氣管切開無法正常發聲（tracheotomy）。
・A：失語症（aphasia）。

運動反應（M, Motor response）

・6分：可依指令做出各種動作（obey commands）。
・5分：施以刺激時，可定位出疼痛位置（localize）。
・4分：對疼痛刺激有反應，肢體會閃避（withdrawal）。
・3分：對疼痛刺激有反應，肢體會彎曲，試圖迴避
　　　（decorticate flexion）。
・2分：對疼痛刺激有反應，肢體反而會伸展開
　　　（decerebrate extension）。
・1分：無任何反應（no response）。

昏迷程度

　　昏迷程度以E、V、M三者分數加總來評估，正常人的昏迷指數是滿分15分，昏迷程度越重者的昏迷指數越低分，最低為3分。
・輕度昏迷：13分到15分。
・中度昏迷：9分到12分。
・重度昏迷：3分到8分。

·其他狀況：因插管或氣切無法發聲的重度昏迷者會有 2E或2T 的評分紀錄。

　　據此簡單說明一下，「準則」第三條明文「昏迷」指數5分就可做腦死判定。

　　請看「昏迷」指數5，病人的可能反應狀態如下。

　　1.如果E，V項各得1分合計2分，則M項應是3分，即可有：「對疼痛刺激有反應，肢體會彎曲，試圖迴避」。

　　2.如果V，M頂各得1分合計2分，則E得3分，即可有：「聽到呼喚後會睜眼」。

　　3.如果E，M項各得1分合計2分，則V得3分，即可有：「可說出單字或胡言亂語」。

　　因此「昏迷指數5」的病人，是有稍許反應，病人是活著，大腦仍有作用，當然也沒有腦死。那為啥要作「腦死判定」？做「腦死判定」，就是要「合法」做器官捐贈。您所摯愛的家人，「聽到呼喚後會睜眼」。您會認為他是死人嗎？而準備讓醫師摘取他的器官？

　　依據美國神經學會的定義，病患有可被「理解的言語」等，是被分類為「輕微覺醒狀態」的昏迷狀態，當然是百分百的活人。

　　「昏迷指數5」的病人做腦死判定，如果判定程序嚴謹，出來的結果一定是「沒有腦死」。如果做出的結果是「腦死」，當然是謬誤。但這樣的謬誤卻可用為「合法」摘除器官供移植的依據。

　　那「昏迷指數5」，為什麼要做腦死判定？唯一的目的，顯然是為了判定出違誤的「腦死」，而可藉以「合法」摘取器

醫生，我還活著，別摘取我的器官

官。將明明是活著的人，卻要用謬誤的「測試」，判定為「死人」。這是很不可思議的事！這竟然是法律？？

開始昏迷指數「五」，怎能觀察期間屆滿仍為「三」？

由新「準則」第5條明文：「使用人工呼吸器者，於前項觀察期間內，應持續呈現深度昏迷至觀察期間屆滿昏迷指數仍為三」。

「昏迷指數仍為三」，由此「仍」字，已明示原本準則第3條的明文，應是：「陷入昏迷指數三之深度昏迷」，而不應是「昏迷指數為五或小於五之深度昏迷」

準則改為「陷入昏迷指數為五或小於五之深度昏迷」。請教衛福部，若原昏迷指數原為五或四，怎麼能「持續」而「仍」為三？所以，此「準則」是根本不可能實際執行的「法規」。

這款「錯誤」的釀成，根本不可能是無心之誤，很明顯是為了可提前做違誤的「腦死」判斷，取得「腦死」的判定，就可藉以「合法」摘取「沒有腦死者」的器官供移植。這是難以想像的恐怖。衛福部，應查明自2012年12月17日發布「腦死判定準則」至今，有多少昏迷指數四及五的病人被送做「腦死判定」？結果有多少位被判定是「腦死」？

▍死囚的昏迷指數升至四

聯合報（1991.04.16）報導一囚犯被違誤判定「腦死」：

「臺北榮總一般外科主任雷永耀指出，這名廿五歲死刑犯昨天清晨在刑場槍決，並經該院神經科及麻醉科醫師會同法醫判定腦死後，由救護車接回榮總，預定在四個小時後進行第二次腦死判定，如果順利，就要進行腎臟移植。沒想到這名死刑犯的昏迷指數逐漸升至四分，超過一般腦死判定的三分，換言之，這名死刑犯『還活著』，基於醫德及醫療作業程序，該院不能為『還活著的人』做器官摘取工作。」

　　這報導已正確指出昏迷指數4，是「還活著」的人。為什麼衛福部發布的新法令，昏迷指數4，甚至5還要做「腦死判定」，準備摘取器官？這不是明目的活摘器官嗎？如此用心良苦，是否因為自「沒有腦死的病人」摘取器官曝光了？違法已難再粉飾掩護，而想在「腦死判定」上做「合法化」，可續巧取豪奪「器官」？希望事實不是這樣，否則太恐怖了。

　　美國外科醫學期刊2004年10月發表統計，入住醫院（包括多家醫院）時昏迷指數3的嚴重頭傷760位病患，其死亡率為76%，尚有24%存活。近年來，對嚴重頭傷醫療也逐年有進步。因此將昏迷指數尚有4或5的活人，就交付「腦死判定」準備收穫器官。衛福部發布上揭法令，實已涉功利濫用（utilitarin abuse），而罔顧人民的生存權。

　　臺灣過去為謀取死刑犯的器官，在死囚的「腦死測試」，竟然如此逾越法律，違背醫學倫理；現在又有現行的「腦死判定準則」，也無視醫學倫理與法律，罔顧昏迷中病患的生命。人民的生存權是憲法所保障，這是政府的職責所在。顯然有政

醫生，我還活著，別摘取我的器官

府官員在致力配合提供移植醫師所需，已危及諸多昏迷病患的生命。

沒有生存權利，所有其他都無意義！

沒有腦死被摘器官，正如同古代活人被埋

當年衛生署公布「腦死判定程序」權宜刪了醫師全聯會這一節「但執行器官移植手術小組之成員應避免參加。」當時就有醫師擔憂日後，器官移植專家主控一切，可能使無辜的患者招來致命禍殃。誠然，「腦死判定」是為器官移植而定，用以判定是否可摘取器官。如果「沒有腦死者」不幸被誤斷或刻意判斷為腦死而被活摘器官，就正如傳統的死亡誤斷，將未死的人活埋。被活埋者，醒來掙扎那一幕觸目驚心慘絕人寰。英國醫學期刊1877年登載此慘事，美國醫學期刊1976年再轉載，二十年後臺灣醫學期刊又再轉載，會發生這種事是人類永世的劇痛；沒有腦死的昏迷病人，因沒有腦死是可能有意識存在，只是無法動彈，無法表達。他們被摘取器官時，刀刀痛楚，加上與人間無奈永訣的悲悽，其被活摘器官的慘絕與被活埋的慘絕是同樣，沒有任何語言足以描述。另二者有相同可哀處，若前者活人不被置入棺木，而被置於荒野，他活過來就可自己回家；後者「沒有腦死者」，不被摘取器官，醒過來也同樣可有機會回家與家人團圓。二者有所不同的是傳統的死亡誤斷，並無人獲得利益，應都是純然出於醫者的無心之過；至於誤斷腦死而摘取器官，則有人獲很大利益，諸如受贈器官的病患重獲

新生命，執行器官移植的醫師群獲得醫療專業的報酬，及他們在學術上提升地位、社會上增進聲譽等。因而後者，有可能係蓄意誤斷腦死，要在事前防患、事後追究，是極其不易。尤其對舉發者，完全沒有好處，卻將遭遇巨大的權勢壓力，甚至信譽遭詆毀及種種層層迫害。因而，做為舉發者必須本諸道德勇氣與正義信念，掙扎奮鬥到把暗箱裡的事實，攤在陽光之下。然後期盼社群的關注，共同致力保護善良無辜。這將是一條荊棘崎嶇的漫長山路，舉發者受到身心長期折磨是必然的。

讀這一章，大家已可清晰瞭解，腦死已可確定是等同死亡。**但沒有腦死，儘管仍在昏迷未醒狀態，毫無疑議是活著的人。我們要堅決捍衛他們的生存權利，絕不能容許任何醫師藉端藉勢，摘取他們的器官致死。對我們每一個人而言，沒有生存權利，所有其他權利都毫無意義。**

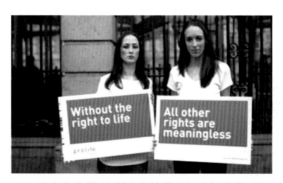

沒有生存權利 所有其他權利都毫無意義

醫生，我還活著，別摘取我的器官

The opposite

difference.

ot death, it

love is n

nd the op

s indiffere

not hate

e opposite

difference.

ate, It's indifference

life is not death, it's in

第五章

植物人，是「未醒人」，
不是植物！

第五章 植物人，是「未醒人」，不是植物！

　　「腦死判定」實際只是為了器官捐贈而設的「捷徑」。「腦死」是確定必然走向心肺停止、瞳孔放大的死亡，因而搶先在此短暫時刻捐贈有用的器官。此時段器官仍新鮮存活，可以救治世上其他需要器官移植的垂危病人，而遺愛人間。如果等到傳統的死亡，人體的器官也大都會失卻功能，而喪失用處。

　　腦死後，任何醫療都是罔效，繼續治療，對病人了無好處，徒然浪費醫療資源。因而「腦死判定」，縱使不用為捐贈器官，也可用為決定為放棄治療之用。事實上，若病人果已不幸腦死，都會在二、三天內天朝向傳統的心肺死亡。除非為了要獲取器官供移植，一般就讓死者安寧走盡最後的短暫路程，

無需大費周章做「腦死判定」。

■長期昏迷，只是沉睡，我還活著！

但其間發生另一種特殊情況，病患並沒有腦死，仍有腦幹功能存在，可自主心跳呼吸等，卻沒有醒過來，對外界幾乎全然沒有反應。

此特殊情況，會發生在嚴重頭傷或其他病因如腦血管疾患、窒息、溺水等大腦缺血缺氧、及神經元退化性病變等導致的無反應昏迷。在沒有腦死的情況下，由於大腦的損傷未恢復，而繼續昏迷不醒。但腦幹功能尚存，而繼續有自律心跳呼吸，也能吞咽食物。有睡眠和覺醒，但無黑夜白天之分。不能主動移動肢體，完全失去生活自理能力；且還能維持身體生存的基本功能，如新陳代謝、生長發育等。這持續昏迷不醒，對外界毫無反應的狀態，在三個月內，就稱為「植物狀態」。一般在超過三個月後就被認定為「持續性植物狀態」（persistent vegetative status, PVS）。這病況的稱呼早在1972年就被使用，但定義並不明確。1994 年美國神經學會將 PVS 定義為：「病人完全失去對自身及周圍環境的感知，有睡眠──醒覺週期，下丘腦及腦幹功能完全或部分保存」。長期在此狀況的病患，一般就通稱為「植物人 vegetable」。

PVS與「腦死亡」主要區別，「腦死」病人是已不可能存活的，其主要特徵是自主呼吸停止、腦幹反射消失。而PVS則有自主呼吸，脈搏、血壓、體溫可以正常，但無任何言語、意

識、思維能力。他們的這種「植物狀態」，其實是一種特殊的長期昏迷狀態。因病人有時能睜眼環視，好像清醒，實際仍昏迷。

▌植物人，是「未醒人」，不是植物！

　　一般在持續昏迷PVS超過12個月以上的病患，才會被稱呼為「植物人」。在2010年BMC Medicine有鑑於將病人稱做「植物」，對病人有失尊重，建議將PVS 改稱為unresponsive wakefulness syndrome （簡稱 UWS）. 中文直譯是「無反應的醒覺症狀」。但醫界僅有少數採用此新詞，多數還是習慣用PVS。

　　近年來由於功能神經影像（functional neuroimaging，fMRI ）及認知引發電位（cognitive evoked potential ）等研發做臨床腦部測試，已佐證「長期植物狀態」雖然對外界沒有回應，但大腦功能並非完全喪失。因而，稱為「植物狀態」、「植物人」等，實屬不正確也不妥善。因為他們並非「植物」。多年來，一再有長年臥床的「植物人」突然「醒」過來的報告。在這狀況，大家已習慣對此情況，用「醒」過來的「醒」字。或許我們可將「植物人」，改稱之為：「未醒人」。因為他們仍是人，不是植物。從醫學觀點，這些病人其實是屬於「長期昏迷 longterm coma」的病人，一般就是「眼睛閉著的無反應狀態」，也就是「未醒人」。英文的 vegetable，在英語系社會本就用於稱呼「生活呆板單調的」人，所以「vegetable」指的仍

是人。但中文「植物人」，就讓人傾向認定已是「植物」了。在長照醫護人員心中，照顧「未醒人」和照顧「植物人」會有不同的涵意，也可能影響到心態。前者會存有希望，後者則處於絕望。事實上，存有希望是對的，因為他們中，確是有醒過來的。現在對植物人的治療，也有稱做「催醒治療」。「催醒治療」施諸於「未醒人」，比施諸於「植物人」，是比較切題且有積極意義。

　　臨床上，長期昏迷還可以分為昏迷、植物狀態（完全無反應狀態）、輕微意識狀態等。如果一個昏迷患者存活下來，植物狀態或輕微清醒狀態就開始了。在區分和鑑別植物狀態與輕微清醒狀態時有諸多不同意見。美國神經學會提出確定「植物狀態」必須具備所有的4個標準和條件：1. 沒有證據顯示病人有依照吩咐的反應；2. 沒有可以理解的言語反應；3. 沒有可辨別的言語和手語顯示要溝通的表示；4. 沒有任何自主運動反應的跡象。若病人在下列四狀況：1. 出現可重複但不協調的依照吩咐的動作；2. 有可被理解的言語；3. 通過可辨別的語言或手語來進行溝通反應；4. 有自主運動反應，有其中任何一項狀況，就可以被分類為「輕微覺醒狀態」。

▪「植物人」的甦醒機會

　　長期昏迷病人，即「植物人」，甦醒並不是醫學奇蹟。甦醒過來的機率，有不同的報告，大致是10％－50％頭傷長期昏迷患者能夠有不同程度的甦醒。例如一家美國國際昏迷復健研究院（International Coma Rehabilitation Institute, ICRI）報告

該院，自1977年開始建立以後，已經治療了超過250例植物狀態患者，92%的患者從長期昏迷中催醒過來，有35%已經能夠生活自理，57%在身軀、精神和智力方面的能力得到明顯改善和進步，只有4%的病例完全沒有任何改進。由於這些患者在入院時均已處于昏迷或植物狀態超過6個月以上，因此這些統計結果令人鼓舞。還有不少研究，都認為催醒療法有不同程度的效果。但由於到目前臨床使用的催醒方法缺乏嚴格定義，也沒有雙盲對照研究。其真確效果仍應存疑。因此到目前為止，尚無一種方法或藥物被認為對腦傷後長期昏迷或植物狀態患者有催醒的確實功效。有的專家甚至認為催醒治療無任何作用，腦傷長期昏迷患者甦醒只是一種自然恢復的過程。長期昏迷患者甦醒的事實機制是什麼？到目前所知仍然極為有限。儘管如此，世界各國的醫師，在病患家屬的愛心期盼下，並沒有放棄努力。一般採用綜合復健和催醒治療，期能促使長期昏迷患者儘快復醒。

■ 植物人顯示有意識存在？

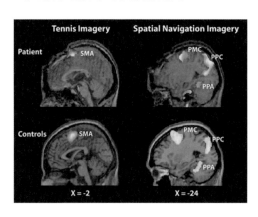

病植物狀態昏迷人在完成運動想像和空間想像任務時的啟動模式與正常人相當一致，Owen et al, 2006

醫生，我還活著，別摘取我的器官

在2006年，Dr. A.Owen等在Science學刊報告了一項有關植物人的重要發現。他們對一名因車禍而成為植物人的女性患者進行功能性磁振造影（functional Magnetic Resonance Imaging, fMRI）測試，fMRI是一種新近發展的神經影像學，其原理是利用磁振造影來測量神經元活動所引發之血液動力的改變。Dr.Owen讓患者進行兩種想像任務：一種與運動相關，想像自己在打網球的動作；另一種與空間相關，想像自己在家中漫步。結果患者在運動想像任務中啟動了輔助運動皮層區Supplementary Motor Area, SMA，大腦皮質的一個主要與運動功能相關的區域；而在空間想像任務中則啟動了海馬體傍回場所領域 Parahippocampal Place Aea, PPA，位於大腦皮質下方，負擔短期記憶、長期記憶，以及空間定位的功能。這一測試植物人所發現的啟動模式，與正常人被試進行相同想像任務的啟動模式是相當吻合的。從而提供了很強的證據，表明這名處於長期植物狀態的女患者可以理解問話，並回應完成了想像任務。她雖然可能因為運動功能的喪失導致無法答話，但某些大腦活動仍是正常存在。Dr.Owen等仍繼續進術研究，希望更進一步改進fMRI的功能，未來能協助植物人與外界溝通。

▌昏睡了19年，他突然甦醒過來

過去就有多位復醒的植物人都證實他們長期有某種程度的意識，卻全然無法以語言或動作表達，使外界的人知曉，這種「有苦難言」是極大挫折無奈的痛苦。

就在 Dr.Owen 發表此令人振奮的發現後的翌年，2007年，波蘭人楊・格任布斯基 Jan Grzebski 昏迷了19年奇蹟般的甦醒過來。他證實了大腦功能俱在，且一直在工作。他記憶很清楚。

醫生說他沒希望了！Jan Grzebski

全球主要媒體顯著報導：

楊.格任布斯基昏迷19年後甦醒的消息，消息震驚了全世界。而更令人難以置信的是，格萊布斯基醒過來後告訴

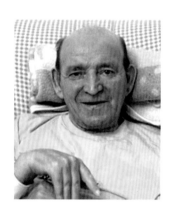

大家：他的大腦一直在工作，能聽、能看、能思，還有記憶，但是身體完全動彈不得，他為此一直感到很焦急。但從未放棄過希望。楊以前是波蘭基烏德沃的一名鐵路工人，1988年他在工作時，不幸被火車撞倒，頭部受傷，變成了植物人。醫生說他沒有希望了，頂多存活二、三年。

不堪回首的十九年

但在2007年4月12日，奇蹟出現了，昏迷19年的楊卻醒了過來。

復醒一周後，他就能流利的說話了。對此，他的妻子格特露達 Gertruda 說：「他的甦醒不是奇蹟，而是一項艱苦的工作，但我從未放棄過希望。」

　　她說19年的歲月不堪回首，現在想來都不知道自己是怎麼走過來的。她流著眼淚講述了辛酸的往事：「從他躺到床上那刻起，我就感覺天崩地裂。但是我相信我的丈夫不會離開我們，他一直和我們在一起。我要照顧床上的病人，同時4個孩子需要撫養。沒有錢，但是我硬是撐過來了。」她的痛苦誰都體會不了，她在丈夫面前從不落淚，但她在一個人的時候會偷偷地哭。

　　日子雖然艱難，但她沒有求助過別人，只是一個人日日夜夜守候照顧著丈夫，每天陪他說話。不管丈夫能否聽見，她會跟他嘮叨、跟他生氣、跟他笑，而丈夫只會睜著眼睛毫無表情地望著她。孩子每天放學後先跑到父親跟前報告一天的學校生活。每當她要出門時，總會把電視開著，讓丈夫看。儘管從丈夫臉上看不到任何表情，但她覺得，家裡有聲響他就不會寂寞。

　　她說，這19年裡，丈夫每天進食很少，「每次給他餵吃的、喝的，要從他的牙縫往裡慢慢的塞，輕輕的磨。」她始終相信有一天丈夫會醒過來。

　　老天不負有心人，在她耐心地照料下，丈夫終於在沉睡19年後醒了過來。望著身邊笑呵呵的丈夫，看他會自己摸頭，會移動身子鍛鍊身體，格特露達有時甚至不敢相信。從不在丈夫面前流淚的她，終於忍不住哭了，而這是幸福的淚水。

大腦一直在工作

楊回憶說，在臥床期間，他的腦子事實上一直在工作，眼睛可以看，耳朵可以聽。他說：「那時我知道身邊發生了什麼，只是不能動，不能說，每天只能躺著，很著急。當看到妻子一個人不辭辛勞的照顧我，當看到孩子放學回家在我身邊晃來晃去，當聽到隔壁我的孩子們結婚的嬉鬧聲，當看到我的孫子、孫女們的可愛模樣，我很著急，因為我無法表達。現在，我能慢慢的把以前的事情回憶起來了。」

楊說：「我知道東歐發生了劇變，我知道波蘭變化很大，從電視上看到波蘭總統大選。但是我只能躺著。」

重新認識這世界

他復醒後，妻子推著他去了一次附近的超市。當他看到妻子一進門拿了一個購物籃把要買的東西扔進去時，竟然驚訝地問道：「你要做什麼？」因為在他的記憶中，商店買東西要排很長很長的隊伍，然後購物付錢。妻子問他想要為自己買點什麼東西時，他選了一件印有「Spider」的黃色T恤。

對於楊來說，世界的變化在他躺在床上時就通過電視瞭解到了，但真正要重新開始認識它的時候，還是忍不住驚嘆。

楊說他知道所有的事，「我知道東歐發生了劇變，我

醫生，我還活著，別摘取我的器官

知道波蘭變化很大，從電視上看到波蘭總統大選，看到現在的領導人卡欽斯基。」

　　現在的楊是快樂的，他的每一句話每一個動作都讓格特露達感到興奮和欣喜。當妻子說「晚安」時，他央求說：「你躺在我的床邊，陪我說說話。」現在的楊每天都在笑，似乎要補償近20年來的喜悅。他激動的對記者說：「我感謝我的妻子，直到生命的最後一刻，她一直陪著我幫我，為我做一切。沒有人能像她這樣做。」

怎能叫他「植物人」？

　　「植物人」，這個名稱看來該更改了，大家都以為長期昏迷不醒的病人就像一根木頭一樣，沒有知覺、沒有意思、沒有情感、沒有思維、沒有記憶，所以把這樣的病人叫作「植物人」。這個觀念看來得改一改了。

　　植物人為什麼會醒過來？醫學尚沒有研究出其主因與過程。宇宙間最複雜最難解的一件東西，應該是「人的頭腦」。人類開始探索自己的頭腦只有百餘年的歷史。醫學對腦幹的運作功能多少有了概念，但對大腦思維運作的奧秘，仍是一片茫然。長年的植物人突然醒過來？許多醫師起初是否認，認為只是不科學的傳說。現在目睹像楊・格任布斯基 Jan Grzebski 的實例有醫師又只推說是例外？是奇蹟？其實，像用fMRI與植物人溝通，已展露了一線曙光。既使極微弱，但我們確已在漫漫黑夜裡看到了一點曙光。

在21世紀伊始，隨著現代醫學技術的發展、電腦監護和神經外科對嚴重頭傷急救的進步，使得嚴重頭傷患者得到了比以往更多的存活機會，死亡率逐年下降。但隨之而來，長期昏迷或植物狀態的患者數量開始相對增加，帶給社會和家庭，人力上和經濟上難予解決的諸多難題。

未來如何通過醫學科技的發展，對嚴重頭傷或其他疾病後的長期昏迷狀態尋求較明確的認識，使腦傷昏迷患者能得到較妥善的治療，期盼能有機會復醒、復健重新回到社會，重享人生的幸福，這是醫學界嚴肅的課題。在目前，任何可以對患者植物狀態有催醒或改善作用的療法，不管其作用多麼小，仍值得我們去嘗試。對醫者而言，這是一項極大的挑戰，而且是絕不可輕言放棄的責任。

令人失望遺憾的是，臺灣的移植權威柯文哲醫師親撰的「柯語錄」：

家屬「醫生，無論如何一定要拼……你們儘量拚就對了」，柯P「沒問題，沒問題，我們一定拚一個植物人給你們」。表露了相反的思維。醫師瞭解家屬對病人成為「植物人」的恐懼，遂利用此極痛楚的弱點威脅家屬放棄急救，捨棄生命，提供器官。

實際上，嚴重頭傷獲救的病人，為什麼有的康復了？為什麼有的不幸成了植物人？又為什麼有的植物人會醒過來？也有的終其一生沒醒過來？這些疑問，醫界都尚在尋求解釋，柯文哲醫師也和其他眾多醫師一樣還沒有任何瞭解。他對自己不懂的事，穿著白袍以一付凜然不容置疑的姿態，以「一定拚

醫生，我還活著，別摘取我的器官

一個植物人給你們」，威嚇缺少醫護知識又心急如焚的家屬。無人會接受這只是在「說玩的」，都會信以為真。尤其重度昏迷者的家屬。為此，多少沒有腦死的昏迷病人，已成了器官供應源。而像柯文哲醫師這樣「作為」，獲得眾多年輕醫師的膜拜，也獲社會大眾普遍擁戴。但我仍堅信，做為醫者、做為人類社會的一份子，面對垂危或陷困境待救援的人，不管獲救機會多渺茫，我們都必須盡人事以待天命。對頭部重傷者的急救，對獲救又不幸陷入長期昏迷者，儘管在醫療和社會福利都將因而面對兩難之局，成了重大擔負，但我們仍必須以人道關懷，長期群策群力以赴。別忘了，生老病死是人類必須共赴的共同宿命，醫師本身也在內。

醫生，我還活著，別摘取我的器官

The oppos

difference.

t death, it

f love is n

nd the opp

s indiffere

not hate

e opposite

difference.

ate, It's indifference

f life is not death, it's in

第六章

有時他們會回來？
——錯誤的「腦死判斷」多可怕！

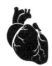

第六章 有時他們會回來？
——錯誤的「腦死判斷」多可怕！

▪ 有時他們會回來？！

「我看到一個非常恐怖的幻象，一群食屍鬼拿著長刀，徘徊在發生意外事故的人身旁，一俟院方宣判病人死亡後，他們便擁上去把他的器官拿出來。」-- David Hendin

轉錄自李明芝（臺灣大學法研所）著：法律上死亡概念的考察「腦死說」論述為核心。

恆丁David Hendin 是美國著名的medical journalist 醫學新聞撰述者，多次獲美國醫學會等頒予最高榮譽獎。他的「描述」令人毛骨悚然，但確實是反映了「器官移植時代」的現代醫療某些現實場景。李明芝撰述上揭論文時，是台大的研究生，她

醫生，我還活著，別摘取我的器官

現在是位律師。2014年1月，台中高等法院宣判，苗栗大埔拆遷案，張藥房等住戶勝訴、內政部徵收違法。判決雖已挽救不了張藥師自盡的生命，然而，遲來的正義，依然是令歿存均感。李明芝律師是該拆案訴訟的關鍵人物，應是位具人道關懷的法律人。以「腦死」判斷人的死亡，已被多數國家法律所接受。現代醫學則早已確定「腦死」的人是不可能再起死回生。

她丈夫拒絕拔掉呼吸器！

腦死的判斷是很嚴謹，但因涉人為仍無法絕對避免疏誤。因而，被斷為「腦死」的「死者」，有時他們會回來。星洲日報2013.03.27報導：「在香港工作的新加坡女律師陳姚玲，突然心跳驟停，昏迷入院，醫生宣佈她腦死，無望甦醒。

她的丈夫拒絕醫院拔掉呼吸器的建議。豈料3天後她竟醒來，留院8天即回家。新加坡衛生部表示，『為陳小姐的痊癒感到高興，這也意味著被診斷的腦死是可以推翻的』。不過，衛生部強調，新加坡醫院有一套嚴格標準來判斷患者腦死後拔除呼吸器。要確認患者腦死，除了醫治患者的醫生，也需由另一名獨立醫生確診。新加坡確診腦死的程序，與澳洲、加拿大、英國和美國一樣嚴謹。」報導中提出「被診斷的腦死是可以推翻的」，是錯誤的。此案應是「診斷腦死」疏誤，並非腦死可以推翻。

美國是最早以「腦死」判定死亡，也是最嚴謹確認「腦死」的國家之一。但在美國仍發生多起在「腦死」確定後意外「復活」的實例。事實上，這些案例仍屬誤判了「腦死」，而

不是「腦死」者會復活。

我會將他們丟到窗外去！

被誤判「腦死」的丹來普

2007年9月21歲的杰克 丹來普（Zack Dunlap）遭遇車禍，頭重傷昏迷，被送進德州 URHS 的醫院，所有治療沒有進展，腦死測試判定已腦死。在36小時後，醫師做腦部 Pet 掃描，證實腦部沒任何活動，也沒有血流。杰克的駕照印有器官捐贈者，他父親認為他一向樂予助人，同意排除呼吸器並捐贈器官。醫院立即準備摘取器官手術。器官捐贈協會的直昇機也立即飛來。在送入開刀房前，他當護理師的表兄來訣別。他用隨身帶的小刀刮一下杰克腳底，腳略縮回來，在場的醫院護理師說那只是反射。他再用刀柄強壓杰克的手指，手臂翻到另一邊，醫院護理師立刻說，他有反應他確實還活著！按這是上揭「格拉斯哥昏迷指數」，運動反應3分：對疼痛刺激有反應，肢體會彎曲，試圖迴避。醫院立即取消器捐，並全面恢復原已放

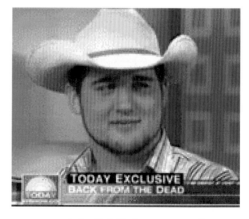

杰克 丹來普（Zack Dunlap）

醫生，我還活著，別摘取我的器官

棄的急救醫療。在經過一個多月醫治和復健，他回家了。他不記得這場車禍經歷，但他記得聽到醫師宣布他死亡，並繼續在討論。他說：「我聽到，令我真的捉狂了！I heard it and it just made me mad inside.」但那時他完全不能動彈。他笑著說，還好他動彈不得，否則我會將他們丟到窗外去了。

▪ 父親犯了法，但為救兒子！

父親拼命捍衛「沒有腦死」的兒子

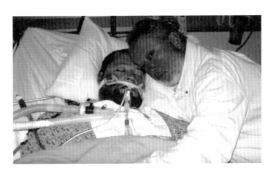

皮克林George Pickering III和他的父親

另一案例，也更令人震撼，是發生德州的 Tomball Regional Medical Center 。

2015年1月 一位27歲男性皮克林 George Pickering III，因嚴重中風，經救治罔效。該醫院宣布他已腦死，決定拔除維生

呼吸器，也經母親簽署同意。又因他生前已簽自願捐獻器官，醫院也已通知器官捐贈協會前來收獲器官。就在此時，他遲到的父親認為他的兒子「沒有腦死」只是昏迷，請求且慢拔除呼吸器。醫院不同意，父親抱著兒子的頭，掏出手槍制止醫護人員。他的另一個兒子，知道父親在做犯法傻事，衝進來奪走了槍。父親冷靜說，我還有一把槍，任何人別過來。他抱著掛呼吸氣管的兒子，「喬治，你還活著。醒來，就握爸爸的手」。僅持3小時，昏迷的兒子握了父親的手四次。

父親知道兒子已醒，就向包圍他的警察投降。為了此持武器要脅罪，儘管有理由，犯了法就必須受處罰。父親入獄服刑十個月。在聖誕節前獲釋，與康復的兒子感恩度佳節。兒子含淚告訴記者：「父親犯了法，但為了救兒子……」。對此事件，醫院宣稱基於病人隱私權不做說明解釋。Pickering家的牧師則說：「醫院滿是"好人"他們似乎只是依照收獲器官協議（the hospital is filled with "good people" who were likely just following the organ-harvesting protocol.）。

■英國母親為兒子堅持奮戰到底

2008年2月，英國Warwickshire的17歲青年索普（Steven Thorpe），因一場大車禍，他同車的朋友當場死了。他因嚴重頭傷陷入全無反

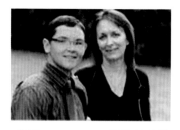

索普Seven Thorpe 和他的母親

醫生，我還活著，別摘取我的器官

應的昏迷，就昏迷指數3。另外，面部及手臂也多處受傷。他被送到當地大學醫院，因腦膨脹嚴重，神經外科醫師打開頭蓋骨以減低腦壓。但顯然所有醫療罔效，經四位醫師判定腦死後，勸說家屬同意拔除呼吸器並做器官捐獻。母親仍相信兒子尚有希望，最後請來獨立的一位一般科醫師和一位神經外科，二位醫師認為尚有稍許的腦波存在，證實他還沒有腦死（按一般科醫師，在臺灣依明文規定是不能獲「腦死判定」的資格。事實上，他證明了一般科或家庭醫師是確定具有判定腦死的能力）。Steven再經二週治療終於醒來，繼續住院四週後他出院。他後來到大學選讀會計，現在是專業會計師。他於2012年接受媒體訪談，他表示感激父母親的堅持。但想到他的案例，他感到很不安的是，不只一位專家醫師判斷他已腦死。Steven的案例，佐證了我前所提重大醫療決擇，應另徵求其他醫師會診的意見second opinion的重要性。

■ 我要你做一位鬥士！

回應了丈夫的呼喚

2016年2月18日，美國鳳凰城的史帝文 Steven Pellettiere-Swapp 回家，發現母親Lyndee躺在地板上

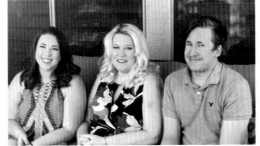

Mrs. Pellettiere-Swapp和她的兒女

昏迷，怎麼都叫不醒。救護車將45歲的母親送到醫院急救。在醫院經12天的救治，已告醫藥罔效。經做腦死判定，醫院宣布腦死。她生前就簽署願意捐贈器官，再經家屬隨後簽署同意捐贈器官。家人一個個到他身邊做最後道別，最後輪到他的丈夫，他在她耳邊說：「I need you to be a fighter! 我需要妳做一位鬥士！」這位妻子突然拼出清晰的一句：「我是鬥士 I'm a fighter.」她續住院幾天，很快康復，回家過日常生活。Lyndee 她自陷入無反應昏迷，昏迷指數是3。她「從她膝不使力跌倒那刻，到要被拔除呼吸器之前」的無反應昏迷期間，她記得每位來探病親友在身邊的談話。她不能動，不能反應。她的話好像已發出去，但外界卻了無反應，她瞭解她的話根本沒發出去。

一年後，她接受CBS電視訪問：「我記得人們來訪，會談了些什麼——我記得我的姪女對我朗讀 I remember when people came to visit, what conversations — I remember my niece reading to me.」

她有一段話，值得每位醫療人員，尤其臺灣的權威醫師，虛心聆聽：

「我記得一位醫師弄開我的眼睛，攪擾我，然後告訴我的家人我已無反應了。那個時候他們終於拔掉了插頭。I remember a doctor opening my eyes, messing with me, and telling my family I was not reacting. That's when they finally pulled the plug.」顯然她所記憶的是最後有一位醫師前來現身說明測試結果是沒有反應，確定腦死，不用再救了，最後拔除了插頭。

醫生，我還活著，別摘取我的器官

那一刻醫師是判定生死的「神」，但他萬萬不會想到，這位為人之女、為人之妻、為人之母的病人多麼渴望病癒回家。她並沒有腦死，她正在靜靜聆聽醫師最後的判決。她是位愛世人的人，因而，她早就簽署了身後捐贈器官。

　　綜上，因為腦死判定主要都是依據醫師的臨床診斷，不是醫療科技儀器的客觀鑑定。凡涉人為的事，都很難避免千慮一失。上舉的實例，是醫學先進國家所報導的。腦死的誤判是生於死之別，任何錯誤都無法令人接受。

■「腦死」者在千鈞一髮之際醒過來

　　另外，還有更驚險，有昏迷病人在正要被手術摘取器官之前，才發現他們是活著的人。

美國的案例：

　　2013年7月9日美國紐約州，發生有一件器官移植意外事件，頗令人震撼。St Joseph's Hospital Health Center 一位41歲女性 Coleen Burns，因服用過量藥物，經判斷已腦死。這位器捐者已上了摘取器官的手術台，就在醫生要執刀取器官時，竟醒過來，張開了眼睛。她驚嚇發現，醫師就要摘取她的器官。當然醫師立即停止摘取器官後，這位女性住院二週後回家過正常生活。

　　紐約州衛生處調查此案，認定：1.該醫院對此次幾近發生

大災禍——摘取「沒有腦死者」的器官，沒有立即切實檢討。
2. 此病人服用藥物藥效未全退，就進行腦死判定，實有重大疏失。3.在醫師做判定腦死後，護士續做腦幹反射，發現病人腳趾有略捲縮，但醫師對此一項有生命重要象徵的發現，未加重視。4. 此位病人並沒有腦死，該醫院違法撤離維生系統。

　　紐約州衛生主管鑑於該醫院尚未進行摘取器官，未造成傷害，醫師並未觸犯刑法，但認定該醫院腦死測試有嚴重疏失，決議對該醫院處以罰款，並勒令檢討改進腦死測試的程序。

法國的案例：

　　在2008年6月法國巴黎大學醫院，一位45歲男性嚴重心梗塞，急救無效，並經判定腦死。但就在醫師正要手術摘取器官時，器捐者心臟自動恢復跳動。瞳孔開始有反應。對疼痛也有感應，證實他沒有腦死。

　　據該大學醫院倫理委員會報告，在等待移植外科醫師到達醫院前一小時半，醫師們仍繼續為這位病人按摩心臟，應有助心跳恢復。此位病患在取消摘取器官手術後，經數週治療，此病人康復到可以走路，也會談話。此案例促使醫師們警惕，腦死必須極審慎確定。（BST 10 Jun 2008）

德國的案例：

　　在2015年1月，德國 Breme 區一家醫院的德國外科醫師為一名頭傷昏迷腦死的器捐者，已經由腦死測試判定腦死，在進

　　醫生，我還活著，別摘取我的器官

行器官摘除手術時，切開腹部後，外科醫師發現這名病人尚有微弱反應。根據腦死準則他尚未達腦死，他仍活著。因而立即停止手術。德國醫學會並立專案調查，釐清事情原委。根據德國醫學規範，醫生絕對不能自腦幹未死亡的病人摘取器官。當地的器官移植基金會總監Axel Rumia稱：「這事件特別令人關注的原因是，該病人其實是由具有專業醫學知識的醫生判斷為腦死」。《南德日報》（Sueddeutsche Zeitung）報導，以顯著標題「外科醫師根據醫療規定，發現病人沒有腦死，馬上停止手術」。知情人士告訴南德日報：「這名男子的腦部可能受損得非常嚴重，以致他無法恢復正常生活，但只要他未確診腦死，沒有人知道將發生什麼事。」

上揭歐美案例，被判腦死的器捐者，在器捐手術時，即使是極微弱顯出生命跡象，都立即停止手術，全力救治器捐者。事後並嚴謹檢討，力求不再有同類錯誤。紐約的案例，在手術前，已有顯出跡象，未及時糾正，雖未傷害到病人，衛生主管仍決議罰款處分，並督促改善。

▌心臟都還在跳，柯P團隊當下怎麼做？

2014年聯合報曾報導發生器捐者，在摘取器官手術時恢復心跳。但處理的方法是迥然相異。

柯P論文共同著者陳益祥醫師向媒體「陳述」。聯合報2014/12/23臺北報導：

「陳益祥說，當年曾遇不少難題，例如急診觀察發現，有兩至三成患者心跳停止後，搶救卅分無效，但一插上葉克膜，心臟卻恢復跳動，讓醫護人員嚇了一大跳，只是最終患者還是因腦部缺血過多而無法救治。

　　「心臟都還在跳，誰忍心器捐？」陳益祥表示，裝上葉克膜讓心臟跳動，並非真的救回患者，卻也因此很難進行死亡判定，團隊設計以氣球將捐贈者動脈血管堵塞，讓血流僅在下半身循環，保持腎臟功能。不過，台大醫院於二〇〇八年之後停止無心跳器捐。陳益祥說，因外傷而進行無心跳器捐的患者，需經檢察官判定死亡，擔心有他殺嫌疑。但檢察官配合度一直不高，加上當時器捐法令不完善，團隊私下詢問，法官表示如此有毀壞屍體之嫌，所以後來台大就不做了。」

　　（聯合報記者楊欣潔）

　　這是記者具名的媒體專訪。此媒體報導後，被專訪者陳益祥教授當已閱讀，並未有異議，應可認為報導無誤。

　　陳教授陳述：「很難進行死亡判定，團隊設計以氣球將捐贈者動脈血管堵塞，讓血流僅在下半身循環」。

　　「很難進行死亡判定」就是處於生死未明的狀態，其實對醫者沒有此狀況，未能判定傳統心肺死亡或腦死，就是活著的人，醫師職責就必須繼續救治。令人震慄，陳教授不但不救治竟然使用氣球將「捐贈者動脈血管堵塞」，上半身完全沒有循環，杜絕心肺血液，當然捐贈者很快就心跳停止而死亡，由醫

　　醫生，我還活著，別摘取我的器官

師加工造成人為的死亡，不是很明確的「他殺」嗎？這套致人於死，且完全杜絕恢復生機的「醫療」裝置，用途為何？有否獲衛福部核准？此設計裝置若使用於沒有腦死的活人而致死，難道不是謀殺？因為台大醫院是領導醫界的國家醫院，依職責必須自行調查，並對醫界與社會大眾做一說明。

由此報導陳益祥醫師表示：

1.「心臟都還在跳，誰忍心器捐？」：顯示，摘除器官時這些位病患「心臟都還在跳」。葉克膜的作用只是將充足氧氣的動脈血輸回人體。「腦死」是絕對不可逆，不可能只因動脈血注入就恢復心跳功能，這已足證明此等病患本就「沒有腦死」。心臟既已恢復跳動，應就停止摘取，恢復全面救治，但陳醫師又預斷會「最終患者還是因腦部缺血過多而無法救治」，而不加救治。

2.更恐怖的是「團隊設計以氣球將捐贈者動脈血管堵塞，讓血流僅在下半身循環」，使血液不能流入腦及心臟，杜絕器捐者復甦的機會。當然陳醫師可斷言「最終腦部缺血過多」，陳醫師以「醫術」杜絕了血流，當然腦部立即無血了。這整個措施，就是絕不容「沒有腦死的器捐者」有生存的機會。已鎖定了摘取器官的目標，勢在必行。這實在太殘酷！對無助的昏迷者太不公平了，他一絲一毫自衛的機會都沒有，死得有冤難伸！

3.「需經檢察官判定死亡」：「擔心有他殺嫌疑。但檢察官配合度一直不高」。醫師自己心知肚明做了些什麼，才需擔心有「他殺嫌疑」？卻反而要檢察官配合。檢察官是國家賦予

摘奸發伏保護人民的神聖職責，怎能配合「他殺」？還好「檢察官配合度不高」，希望有減緩這類特殊醫術的謀害。

▪ 導管加裝「小氣球」是另類慈悲心？加工要做什麼？

「心臟都還在跳，誰忍心器捐？」，初看以為陳教授是指患者心還跳，不忍心摘取器官，就慈悲停止器捐手術，保住器捐者的生命。看完了陳教授的因應措施是「以氣球阻塞血流，杜絕患者的生機」，才恍然瞭解他這句話，只是指他在摘取器官進行過程中，不要醫療人員看到器捐者心還跳著，繼續強摘器官的「怵目驚心」，這或許也是另類「慈悲心」？

面對器捐者的心臟恢復跳動，上揭國外案例都是尊重生命，立即停止摘取器官手術，全面搶救。主管當局立即介入調查；台大醫院陳教授的所為，是設法杜絕心跳，繼續摘取器官，主管當局立即表示「當然相信台大醫院」而不調查。兩者的處理截然不同是「救命」與「促死」的明確不同取向。

陳教授陳述「當時器捐法令不完善」，這說法粉飾卸責，是絕對不正確。臺灣於1987年已明確立法「腦死」，衛生署也同年發布「腦死判定程序」。法令已明文明確規定可自「腦死者」摘取器官。但沒有腦死的人，就是活人，是絕對不容許摘取器官而致活人於死。「當時器捐法令」已是絕對明確，不容故意歪曲造疑。因而，自「沒有腦死的人，就是活人」摘取器官而致死是犯法。使用了「氣球阻塞胸動脈血流」，自應負致死的責任。

醫生，我還活著，別摘取我的器官

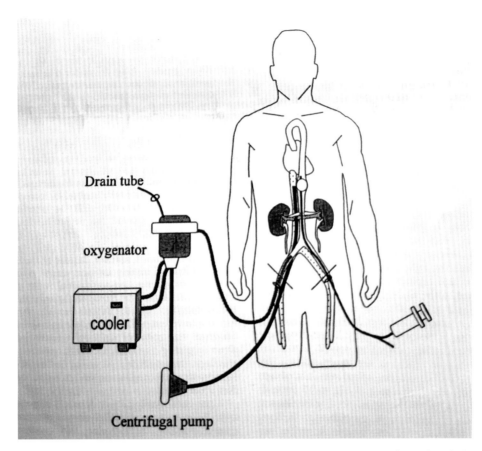

Drain tube

oxygenator

cooler

Centrifugal pump

　　註：這是柯文哲等論文的附圖。葉克膜外。圖示有小氣球堵塞胸動脈。柯文哲等的解說此「氣球」的目的，係為了讓血液只向下半身流，灌輸要移植的「腎臟」？但事實是一人體血液循環功能，不阻止上半身血流，讓血液全身流動，流經腎臟的血液仍然絕對充足，何況現在早已可用低溫保存溶劑體外保腎臟24小時以上。

　　既然是捐贈器官，為什麼同樣珍貴的心、肺等器官，就不供移植，而要用「氣球」堵塞胸動脈阻止血流，加以損毀？成語「暴殄天物」，在這兒使用很適當。如此暴殄可救他人生命的心臟、肺臟等，實在太蔑視器官移植的醫學。

　　在此，由「暴殄天物」披露了真相，醫師顯然只是要用「氣球」堵塞胸動，使心跳停止，最後造成醫師所預斷「最終患者還是因腦部缺血過多而無法救治」，而不是要保存心臟、肺臟等有用的器官。

陳教授最後說：「法官表示如此有毀壞屍體之嫌」，病人沒有腦死，心還在跳動，是活著的人。法官顯未被告知「這些位病人，是沒腦死，是活著的」人的事實，他們並不是「屍體」。

　　這一報導，可以為醫學生上一堂醫療和法律的課。醫學上，最主要的關鍵仍要回歸到這些位器官捐贈者，據論文報導器捐者並沒有腦死，只是被認定他們「不適宜生存 incompatible with life」，做為摘取器官的「理由」。這些沒有腦死的病人，就確定是活人。他們因被醫師摘取器官而死亡，已可確定醫師違背醫學倫理。依「當時器捐法令」確實是觸犯法律，何況在那期間，刑法是一直存在也沒有修改。

　　還有值得醫學研析的是，陳教授所述：「例如急診觀察發現，有兩至三成患者心跳停止後，搶救卅分無效，但一插上葉克膜後，心臟卻恢復跳動」如前述葉克膜，用於臨床已近半世紀，並無「心跳停止、搶救30分鐘無效，插上葉克膜 ECMO 心跳恢復」的特異功能的報告。

▊Lazarus syndrome 拉撒路症狀，「耶穌使其復活」

　　「病人心跳停止後，經搶救無效後，心跳卻恢復跳動」，此種情況醫學上被稱為 Lazarus syndrome 拉撒路症狀或 autoresuscitation after failed cardiopulmonary resuscitation 心肺復甦急救失敗後的自動復甦。此極罕見的特殊狀況在1982就有報告見諸於醫學文獻，至2014年文獻報告至少已有32例，日本曾

　　醫生，我還活著，別摘取我的器官

有一案例報告。所報告有的病人從此完全康復，也有短期恢復後又再度死亡。Lazarus 拉撒路之名取自聖經故事。Lazarus 死後，耶穌使其死而復活。由陳益祥教授所述，這些案例都「只是最終患者還是因腦部缺血過多而無法救治」，仍然做了器捐者。但加工「以小氣球將胸動脈完全堵塞」，怎能不因腦部缺血過多而死亡？

「有兩至三成患者心跳停止後，搶救卅分無效，但一插上葉克膜後，心臟卻恢復跳動」。若人確已腦死，則葉克膜絕對沒有起死回生的功能。這「兩至三成患者心臟恢復跳動」，依醫學科學推理應是本就沒有腦死，並非 Lazarus syndrome。若是 Lazarus syndrome，據以往報告，多數都會繼續活下去，並非「無法救治」。

■ 這不是「活摘器官」嗎？

另TVBS記者張允曦/2014/11/22臺北報導：

「絕無活摘！台大名醫：捐贈者難判腦死才變通……

但論文的共同作者，台大心臟外科教授陳益祥跳出來澄清，絕對沒這回事！器捐都在心跳停止之後才開始，裝葉克膜、施打藥物都是為了爭取器官的「保存期限」，而後來台大停止這麼做，因為法界認為可能觸犯「毀壞屍體罪」，至於當初會做這樣的嘗試，就是因為有家屬願意捐器官，卻卡在無法做『腦死判定』，而等到患者真的過世後，很多器官

想捐也無法捐。」

（TVBS記者張允曦/臺北報導2014/11/22 ）

　　無庸爭議的事實是：有心跳未判定「腦死」的病患，在醫學上、法律上都是「活人」。其間並沒有醫師「捐贈者難判腦死才變通」的權宜空間。自「活人」摘取器官，就是「活摘器官」了，自不能辯稱是「絕無活摘」。

　　由陳教授所述：「而等到患者真的過世後，很多器官想捐也無法捐」。不是說明了，器官是在沒有「真的過世」前就被摘取了。平心而論，對病患及家屬而言，「捐贈器官」給他人會比維護「自己的生命」更重要、更迫切嗎？誰會為了急著及時捐贈器官給他人，而同意儘速犧牲「自己的生命」？理由會是只因為「真的過世後，很多器官想捐也無法捐」嗎？柯、陳二權威位名醫有否自問，你們肯為了捐贈器官給他人而急著要犧牲自己的生命嗎？

　　陳益祥教授對處理器捐者，呈再現生命現象的態度，旋異於上揭文明國家尊重生命而承擔責任的做法。

　　歐美移植外科醫師見器捐者略有生命跡象，就認定器捐者沒有腦死。立即停止摘除器官，並立即恢復醫療；台大醫院陳醫師（論文著者之一），器捐者恢復心跳，認為仍會「腦缺血過多」而終，而不停止摘除器官手術。之後，「發明」以小氣球杜絕胸動脈，永絕生機。一慈悲一殘忍，同是應尊重生命的醫者，為何有如此天淵之別？

　　先賢所言：「求其生而不得，況求其死？」。一求其死；

醫生，我還活著，別摘取我的器官

一求其生，用諸於此，惻隱感傷彌深。台灣的病患何其不幸，死得如此冤枉！

▌臺灣死囚的「腦死」判定

臺灣是亞洲最早立法可以「腦死」判定為死亡的國家，又是全世界率先可合法摘取死囚的「器官」供移植的國家。臺灣更是世界上唯一僅需只用20分鐘，就可完成所謂「腦死判定」的地區。

為使移植外科醫師快速取得囚犯的器官，法務部於1990年10月修改「執行死刑規則」第三條明文「……但對捐贈器官之受刑人，檢察官得命改採射擊頭部之執行死刑方式。射擊頭部者，以腦死為死亡。」。及第五條明文：「執行槍斃逾二十分鐘後，由菹場檢查官會同法醫或醫師立即覆驗。對捐贈器官之受刑人，執行槍斃，經判定腦死執行完畢，使移至摘取器官醫院摘取器官」。依據醫學上定義的腦死，及臺灣已明文載臺灣的法律條文，絕不可能在槍斃後二十分鐘進行並做出腦死判定。臺灣這種完全違反醫學科學，也違背人權的法律，當然受到國際人權組織的嚴厲譴責。儘管國際輿論譁然，臺灣仍我行我素進行自死囚身體摘取器官。上揭事實，已可看出臺灣醫界是相當威權，法界很明顯是在配合醫界權威的需求。有學者撰寫論文，認為日據時代，不容臺灣人讀法政，臺灣的精英都去讀醫了。因而有諸多醫師有些威權自大。法務部這一重大修改顯然完全沒有考慮到臺灣判斷「腦死」的明文法定程序，刑場

並沒有「腦死」明定的診斷設施。直言之，臺灣死刑犯的「腦死判斷」根本只是配合移植外科醫師的需求，而罔顧人權，無視醫學倫理及法律明文。台灣的權威醫師如此賤踏司法，矇騙社會，誠令人寒心。

摘取死囚器官，發生的慘酷事實，有諸多媒體報導，實慘不忍睹。聯合報（1991.01.04）的報導：

「由林口長庚醫院領回的死刑犯，在腦部挨了兩槍之後，包括檢察官、法醫及所有醫護人員都認為他已經死了，因此送上救護車，未料，這時他的身子很明顯的發生了一些抽動，不曉得是否反射動作，為求慎重，執刑者祇好補上第三槍。」

這位死囚器捐者，依法務部規定，即「射擊頭部者，以腦死為死亡」，已經過醫師判定「腦死」早已是死人。「身子很明顯的發生了一些抽動」，就已顯示並未腦死，而未腦死當然尚是活人。「為求慎重，執刑者祇好補上第三槍」，實在太殘忍了！也讓人不得不質疑臺灣的判定「腦死」的準則誰在遵守？顯然「判定腦死」是為了「器官需求」，完全忽視了醫學倫理，違反明訂的腦死判定。

聯合報（1991.04.16）又報導另一囚犯腦死案例：

「臺北榮總一般外科主任雷永耀指出，這名廿五歲死刑

醫生，我還活著，別摘取我的器官

犯昨天清晨在刑場槍決，並經該院神經科及麻醉科醫師會同法醫判定腦死後，由救護車接回榮總，預定在四個小時後進行第二次腦死判定，如果順利，就要進行腎臟移植。沒想到這名死刑犯的昏迷指數逐漸升至四分，超過一般腦死判定的三分，換言之，這名死刑犯『還活著』，基於醫德及醫療作業程序，該院不能為『還活著的人』做器官摘取工作。昨天清晨，曾陪同神經科及麻醉科醫師赴刑場的一般外科主治醫師龍藉泉指出，這名病患雖在刑場第一次腦死判定，但返院後卻仍有瞳孔及肌肉反應，究竟是什麼原因，實在很難說清楚，該院在遵守法律前提下，不便進行第二次腦死判定。」

　　有「瞳孔及肌肉反應」就證實他是活著的人，已證明「腦死」判斷是錯誤。當然已不能用第二次「腦死」來鑑定他已死了。最後，臺北榮總醫院，依高檢署檢察官指示，隔天下午將黃嘉慶送回刑場，補上第二槍斃命。這案例，榮總醫師確是謹守醫學倫理，是可敬的。但又再暴露「腦死判斷」形同兒戲，令人震驚。

　　死刑犯是眾所矚目，「腦死」的判定就發生了如此嚴重謬誤。那眾多在醫院默默被判定「腦死」而捐獻器官的病患，其中是否也有未腦死的錯誤發生？換言之，是否有活著的病患被摘取了器官而喪命？

　　又當初修正第三條明文「……但對捐贈器官之受刑人，檢察官得命改採射擊頭部之執行死刑方式。」，是醫師建請修改的。這位醫師或醫師們，怎會不知道一槍打到位於胸腔的心臟

必定死亡，但打到頭部，就少有一槍立即斃命的情況，需要補上第二、三槍情況自是常事，這種重複行刑確屬侵犯人權，違背人道。

▍公車上的器官捐贈勸募

一位曾做過自死刑犯摘取器官的醫師，觸目傷情，寫了一段回憶，謹節錄：

「看到公車上『器官捐贈』的勸募廣告，主角是『器官捐贈中心』董事長李伯璋醫師，和再次穿上醫師服的臺北市長柯文哲，我多年前的經歷又浮上心頭。那次血淋淋的經驗，在我心中留下十分震撼的回憶。

他被槍決（按死刑犯林建岳）的那一天，我臨時被通知前往北部某家醫學中心摘取心臟，正努力輸血，可以想見林先生此時的生命徵象極端不穩，隨時會死亡。

由於還沒有輪到我上場，我偷偷瞄了手術檯上的林先生，他的頭被一團團彈性繃帶壓迫著，腫得如西瓜一般大，裡面的紗布不斷滲出血來，汩汩滴到手術檯下。……

但林先生那天遇到的大概是不敢將手指插進彈孔的菜鳥醫師，以至於錯失止血先機，最後只能用大把紗布壓住他的太陽穴，再以彈性繃帶由外用力壓迫，所以他送到醫院時才會如此驚心動魄，讓大家手忙腳亂，差點無法做『器官捐贈』。

醫生，我還活著，別摘取我的器官

敘述這段血淋淋的往事是想提醒讀者，為什麼『世界人權組織』與歐美醫界那麼反對死刑犯的『器官捐贈』，甚至拒絕將捐贈人數列入醫學期刊的研究，我想從剛剛的故事，你們一定可以體會：『這不是活摘器官，那什麼是活摘器官』？」

　　拜讀此文，我很敬佩這位醫師能將這血淋淋的事實，以如此簡潔的文筆描述得如此清楚。我在想那位在刑場的醫師既使敢將手指插進頭部彈孔止血。他大概也不可能再有平靜心情客觀做「腦死判定」中基本的腦幹反射測試？刑場的「腦死判定」根本不可能是真的。

　　如此殘酷不仁的摘取死囚器官，是極其殘酷。加上造假的「腦死判定」，國際醫界和臺灣醫界絕大多數的醫師，早就一致反對以死囚做為器捐者了。事到如今，柯文哲醫師仍公然在議會殿堂重申想再變通辦法摘用死刑犯的器官。（自由時報2015.06.08報導）

　　柯文哲醫師仍想「摘取死囚」器官。是啥麼「變通解決的辦法」？要再來一個「改變成真」？過去已做的還不夠傷天害理嗎？

　　這位醫師作者是「看到公車上『器官捐贈』的勸募廣告，主角是『器官捐贈中心』董事長李伯璋醫師，和再次穿上醫師服的臺北市長柯文哲」，有感而作。我每次看這巨人廣告，望著主宰臺灣器官移植的名醫的巨大影像，何等道貌岸然！但很不幸，浮上我心頭的仍是柯文哲醫師等「自沒有腦死的病人摘取器官供移植」的事實，及柯文哲醫師的飾過諱罪，滔滔大言不慚，卻絲毫未憐憫已冤死的病患。柯醫師自家論文記錄了，這些位病人沒有腦死。他們皆是活人，但極其不幸被醫師摘取器官而喪命了。柯文哲醫師迄拒不據實回答，只是破口辱罵質問者，仍然不認為自沒有腦死的病患身上摘取器官是罪惡。如

果柯文哲醫師心中沒有一點慈悲，他搞再大的影像照片，也無法使人衷心敬佩。我心中浮出的仍是與這位醫師作家同樣的感嘆：「這不是活摘器官，那什麼是活摘器官？」

▍單腎村有富人嗎？

捐贈器官者大致都是弱者

自從器官移植醫學發展以來，捐贈器官者和接受器官者，就處於不平等。前者死；後者生，已是確定。就活體移植而言，除了自家人外，前者都較窮苦也沒啥權勢；後者較富有也較有權勢，這是大致的傾向。印度有窮苦村落，賣腎賣到每個人都只剩一個腎賴以生存，而被稱為「單腎村」；可曾聽過紐約華爾街有人在賣腎為孩子治病或繳學費嗎？誰肯為捐贈者的基本人權說實話？世界最富的人，也概括了移植外科醫師在內。他們最瞭解實況，有的確也說了良心話，但早就被同行同門封口了。臺灣醫界也有移植外科醫師為未腦死的捐贈者說了話，但微弱的聲音很快被淹沒了。

2014年在臺灣有人挺身為沒有腦死平白被摘取器的弱者說話，但電視、電台、報刊大事傳播的都是柯文哲醫師以漫罵做回應：「太沒品，實在很沒品……他媽的」。客氣一點的媒體，把媽字改成x，或許想到人人都有媽媽。

在眾多媒體中難得也有提出正確評議：

「柯飆粗口駁斥……到粗話都說飆出口，柯文哲怒斥反駁，也隨即提告反擊，但柯文哲對自己有沒有涉入活體強摘器官，或針對器捐流程，都沒正面回應」（2014/11/21 TVBS記者 林閎榛／攝影 陳宥翔 臺北 報導）

■「遺愛人間」要透明、誠信、公正！

　　那年，他只23歲！

　　在各先進國家的經驗，勸募器官最有效的先決條件是透明、誠信、公正。其實，不止醫護人員能洞察，只要對器官移植具基本知識的民眾，眼睛也是雪亮的。

　　柯文哲醫師在何時才肯說出事實？「器官捐贈中心」宣揚了器捐者「遺愛人間」，這對已腦死的器捐者是很溫馨得體的頌揚。但對沒有腦死的活人，他們明明活著被強摘器官而喪命，則是「遺恨人間」。且他們都是無名氏，他們的犧牲也永遠無法得到世人追念。

　　我真想知道這位23歲未腦死被摘取器官而身亡的年輕人的名字，希望能送他一束鮮花到他的墓前，表達我做為醫者之一無法釋懷的愧疚。但我所有的努力都無法得知他的姓名、生平。畢竟他是弱勢的一方，生前身後都備受冷漠。且他的家人至今尚不知實情。面對置他於死的強大醫界權勢，或許所有的努力都只換來傲慢的冷笑，甚至辱罵。但我們不能遺忘他，誠

如威塞爾Elie Wiesel名言：「遺忘死者，就像第二次殺害他們一樣。To forget the dead would be akin to killing them a second time.」夜闌人靜，我沉痛為這位23歲的器捐者寫下這悼亡詩。

那年 你只23歲

-敬悼 「器捐者3 M/23」

在淡水河畔奔馳 一縷綠草香飄過
仰望臺北藍藍的天空 你多想飛！
是誰折斷你的翅膀？那年你只23歲

你頭傷昏迷，母親哀求仁慈的醫師救你
醫師卻說 拼也一定拼出個植物人啦
父親低頭淚如泉湧，發抖的手簽了同意器官捐贈

Phentolamine*在胸腔裡洶湧
你心跳停了 爸媽永訣了
你冤死莫白 卻不能如江國慶 洪仲丘猶名留人間
沒有人記載你的姓名生平 沒有人能為你伸冤
你只有「論文」內編號「無心跳器捐者 3 M/23」。
是醫師記錯了！來時你心跳蠻好 沒有腦死
編號應更正「有心跳活人器捐者 3 M/23」

今夜臺北的天空風起雲繞
猶如那藥在你胸腔裡洶湧
不停的雨滴，是你不甘願的淚水？

醫生，我還活著，別摘取我的器官

我彷彿看到你對人世眷念的最後眼神
唉，那年 你只23歲

　　（*註：按此藥劑為降血壓用，當超大量靜脈注射，
會使心跳紊亂而停止）

■ 醫學中心的「腦死」判定夠嚴謹嗎？

　　死刑犯器官捐贈，是眾所矚目，但「腦死」的判定從荒唐的政令到實務的操作，都如此荒謬虛假，罔顧生命的最後尊嚴。臺灣的權威名醫甚至可公然以論文報導自眾多「沒有腦死」的病人摘取器官。那眾多在醫院默默被判定「腦死」而捐贈器官的病人，其中是否也有有心或無心的錯誤發生？換言之，是否有活著的病患被誤斷腦死而活活遭摘取器官而喪命？

　　國立陽明大學社會醫學科郭旭崧教授在「從醫療倫理看器官移植」一文客觀述及：「對捐贈者傷害的可能性就較高。比方說，為了搶時間，放寬了對腦死的判斷。其實『腦死』就是為了要做器官移植才發明出來的。因為法律規定，當一個人尚未死亡前，不能毀損他的身體，更不可以在尚未死亡前拿出他的器官造成死亡。若按照目前法律的定義判定死亡，是很嚴謹的定義，必須要心臟停止，必須要真正的死亡。但到這個地步，器官也就不好用了，所以為了要提高移植的可行性，我們就必須在病人大概已經確定會死，但又還沒有到法定死亡的階段拿出器官，所以才提出『腦死』視同於死亡，如此一來就替移植科技去除掉一個法律的障礙。『腦死』是死亡和生存的交

界，比方說，可能已判定腦死了，但心臟仍在跳動。因為要取得心臟，造成有些人的疑慮，是否還未到腦死的地步。這些人的疑慮並非空穴來風，比方說今年年初就有人投書指責某醫學中心『腦死判定偷工減料』導致該中心召開研討會，向社會交代（民生報1997.1.18）。」。

對移植的醫師而言，除掉一個法律的障礙，對病患相對就少了一個法律的保障。堂堂醫學中心怎會對腦死判斷的簡明程序「偷工減料」？動機不是將未腦死者早早判為腦死，以便「合法」摘取器官？衛福最新發布的「腦死判定準則」，在昏迷指數動了手腳。使明明尚有腦部反應的活人，也可排入「腦死判定」，準備摘取器官？那些摘取活人器官的名醫，是披著白色羊皮的狼？我們的政府官員該保護羊？抑或與狼共舞而犧牲了羊？

醫生，我還活著，別摘取我的器官

第七章

杏林春暖與
萬人空巷

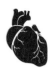

第七章　杏林春暖與萬人空巷

▪ 其實我們需要的是良醫

器官移植是當代醫學的前端重鎮，所涉及層面頗廣延，且錯綜複雜。如何維護醫學倫理？是極為困擾的一件大事。

首先，器官移植仍然是醫師所主導，因此，最首要的是醫師本身必須堅持醫學倫理的信念。

同體移植當然由同一位醫師或同一醫師團隊所主導。至於異體移植，器捐者及受贈者雙方都各有醫師或醫師團隊。

移植醫師的醫學倫理，當然和所有醫師是相同。但因為涉及幾乎都關乎病人的立即的生與死，醫師判斷影響至大且立即，拿捏誠然不易。況且，來自外界的誘因及壓力，都會超

乎尋常。當代移植外科醫學的開創者史塔瑞醫師在他的自傳，就如此描述：「從事開拓器官移植的醫師們也在變，他們也變為拼圖人puzzle people，有些被經歷所腐蝕或摧毀。有些被昇華。但無人是仍舊不變。」

　　我個人行醫及從事醫學教育與研究已半世紀，靜觀醫療事業的遞變。有幸目睹醫療科技的突飛猛進，但也傷悲看到醫德的逐漸淪喪。的確，我也看到了移植外科醫師名滿天下，仍不為外物所惑，一心為救治病患而奉獻所學。無庸諱言，我也目睹了，早被鉅利所腐毀，除了仍穿著一襲白袍，早已是摘取活人器官不手軟的魔者。正在寫此文中時，好友醫師自匹茲堡來電，史塔瑞醫師甫於4月4日仙逝。哲人已遠。他一生可以說是華枝春滿，天心月圓。他晚年最擔心的是醫療費用的高漲。一代醫學大師的諄諄告誡的是，醫德絕不可淪沉。

　　談到醫者風範，我平生所景仰的前輩醫師魏火曜院長，就悠然自心中升起。記得有次魏院長到菲律賓開會返國，他約我見面。他送給我一幅他畫的「馬尼拉的日落」，畫得很精緻且很有意境。他說年紀大了，看夕陽感受特別多。接著他有所感而說，「舊時候，良醫多名醫少，現在是名醫多良醫少」，接著他很肯定說「其實，我們需要的是良醫！」我表示同意，並特別指出沒有醫德的名醫太可怕了！我請示他如何育成良醫？他說醫學院教授的言教和身教非常重要。還有醫者必須牢牢記著「醫者的誓言」。魏院長給我的啟示，我一直銘記於心。現在自己也老了，回首前路，感謝師長前輩引導，行醫半世紀能無愧於心而感到欣慰。

▍希波克拉底——醫者的誓言

「醫者誓言」為醫德之本

在西方醫學，數百年來一直以希波克拉底的「醫者誓言」為醫德之本。希波克拉底是古代希臘的醫者，被譽為西方「醫學之父」，他所立的「醫者誓言」，其基本精神很簡明，可節要為：

「醫神阿波羅及天地諸神聖共鑒之，我敬謹宣誓：

我願盡己之能力與判斷力之所及，矢守此約。凡授我醫學者，我敬如父母。

我願盡己之能力與判斷力之所及，恪守為病家謀福之信條，並避免一切墮落害人之敗行，我願以此純潔神聖之心，終身執行我之職務。我為病家謀福，並檢點我身，不為種種墮落害人之敗行。凡我所見所聞，不論有無業務之牽連，我以為不應洩漏者，願守口如瓶。

倘我嚴守上述之誓詞，願神使我之生命及醫術，得無上光榮；我苟違誓，天地鬼神共殛之！」

世界醫學協會鑑於這誓言，精神恒古常新，但實務上，有必要與時俱進，才能對今日的醫者更有效維持原有的導正功能。該協會於1968年8月召開全球醫界的高峰會立下「日內瓦宣言」。此宣言經多次修改。於2006年5月頒發最新的修正版「日內瓦醫師宣言」：

醫生，我還活著，別摘取我的器官

「當我成為醫學界的一員：

我鄭重地保證自己要奉獻一切為人類服務。

我將會給予我的師長應有的尊敬和感謝。

我將會憑著我的良心和尊嚴從事我的職業。

我的病人的健康應是我最先考慮的。

我將尊重所寄託給我的秘密，即使是在病人死去之後。

我將會盡我的全部力量，維護醫學的榮譽和高尚的傳統。

我的同僚將會是我的兄弟姐妹。

我將不容許年齡、疾病或殘疾、信仰、民族、性別、國籍、政見、人種、性取向、社會地位或其他因素的考慮介於我的職責和我的病人之間。

我將會保持對人類生命的最大尊重。

我將不會用我的醫學知識去違反人權和公民自由，即使受到威脅。

我鄭重地做出這些承諾，自主的和以我的人格保證。」

中醫傳統的醫德，首載於黃帝內經「天覆地載，萬物悉備，莫貴於人」，確定尊重生命是醫德之本。中醫以儒家的「仁」為本。唐代儒醫孫思邈論述：「若有疾厄來求救者，不得問其貴賤貧富，……普同一等，皆如至親之想。」這與現代「人生而平等」的倫理是一致。器官移植，若汲汲於利，而歪傾為「取窮人的器官，救富人的病危」，就完全違背了此醫學倫理。孟子：「無傷也，是乃仁術」。趁病人陷入昏迷之際摘

取器官而致其死亡，不是仁術，是邪惡的「醫術」。三國時代醫者董厚「杏林春暖」的仁慈故事，仍影響著現代的醫學生，台大醫學生刊物稱為「青杏」；高醫大則為「南杏」。現代華人，常用「萬人空巷」一詞。但很少人知道此詞源自追思明代良醫潘文元。他一生行醫濟世從不計較酬勞，遐邇聞達。他辭世時，鄉民「萬人空巷」送最後一程。

　　簡言之，中醫傳統醫德是「仁心仁術」、「懸壺濟世」，已很明白闡釋行醫要本諸仁慈的心、運用仁慈的方法，而醫者不應只是以醫術治病，尚須明白醫者的志業是要獻身於此待濟之世。「上醫醫國；中醫醫人；下醫醫病」，就在鼓勵醫師開闊胸懷，才不致淪為只看病，汲汲於近利，而不能洞察病人所處的大環境。大環境對病人致病及康復，都是有密切相關。現代醫學是關注全面性的醫療，就是comprehensive medicine。

　　我的醫學院老師鄭傳對教授，也是我在校就讀時共同租房的室友。我們師生長年同處斗室。聊天時，他多次告訴我，如果我們不是為濟世救治病患而行醫，而是心存牟利，我們這一行會很煩惱很痛苦。因此，當一名醫師要永遠銘記我們是為濟世而行醫。

　　我初到了紐約大學復健醫學研究院，魯斯克院長辦公室牆上框著非洲史懷哲醫師寫給他的長信，大意是寫著「我在荒涼的非洲醫治麻瘋病人，你則在繁華的紐約復健殘障者。他們都同樣是被歧視的苦難人。別人，甚至我們的同業，都會認定我們在做的事是自討苦吃，其實我們為最不幸的人奉獻，幫他們找回生命、重獲尊嚴，我們的確是最幸運的人，這是上帝的寵

愛恩賜。」在那一刻，我像觸電般回想到恩師鄭傳對教授對我說的話。我更明白了，我們學醫是為了什麼？

■ 沒有腦死要器捐？NO！

器官移植的「錨」是DDR

我在1980年到華府當聯邦政府當醫務官，也參與華府總醫院 D.C. General Hospital 的倫理委員會 ethics committee。那時期，器官移植成為搶手熱門，有關的醫學倫理更必須堅定維護。雖然有些倫理實務仍有爭議，但器官移植醫學界已達共識，必須遵守的第一項普世移植醫學倫理，就是：「死者捐贈法則 Dead Donor Rule」就是絕對不能自活人摘取維護生命的器官 vital organs而致病人於死。

「死者捐贈法則」是摘取器官的核心法則，反映著廣泛的共同信念就是「殺一個人，去救另一個人的生命」是錯誤的。

The "Dead Donor Rule"（DDR）lies at the heart of current organ procurement it reflects the widely held belief that it is wrong to kill one person to save the life of another.

當時我並非華府總醫院的醫師，我的聯邦政府上司要我參與維護醫學倫理，主要任務就是去守護「死者捐贈規則 Dead Donor Rule」。只有死者，包括腦死者，才能做為捐贈器官者。若發生「沒有腦死者」，被摘取器官而致死。如出諸於誤判是過失殺人。若明知沒有腦死，就遊說而取得家屬同意，摘取其器官而致死，則已涉謀殺罪。我做的是防弊，我們堅持要求「判定腦死」必須鉅細靡遺，絕對不容一項程序錯誤發

生。醫師做鑑定時，必須護理師在傍協助逐項記錄。因為我對 Dead Donor Rule 太固執、太嘮叨，很惹醫師同仁嫌怨。那時我在 GW 醫學院開了 law and medicine 的選修課。我在美國世紀大謀殺案 The Hanafi Siege of 1977 當檢方的醫學證人，表現道德勇氣及專業的清晰邏輯。主審法官還因而破例起立嘉許一段話。有這些背景，我被認為只要我發現到任一位醫療人員有不遵守 DDR，我必會向檢察官提出告發。這已足以嚇止任何不法貪圖器官的邪思。但有些醫師批評我，根本缺乏腦死判定的足夠實務經驗。這是事實，我的辯護是，引用孔子說不知生，焉知死。"I do know life"，我只要知病人是「生」著，就足反證病人「沒有腦死」。這項看似小工作但常有大爭議，有次一名通緝兇犯被人報復射了二槍在頭部前額，開刀後昏迷二十天。縱使他醒了且康復，至少有無期徒刑等著他。若救活他，他也可能是重殘障，甚至是植物人，且家屬早就不要他了。大家都認為應以「無法做腦死判定」為由，准予做器官捐贈，這樣可救治好幾位病患，也替他做件好事。尤其那時，心臟正有一位末期心衰竭病患所急需。全委員會，只有我一人仍是No。最後我沉重說一句："take my heart, instead."，最後我一人否定此項請求 。其實，我內心不是為那兇手「人渣」著想，我也很同情那位命在旦正等待心臟移植的人。但我總堅信大海航行的船必需要有個錨，**器官移植的「錨」就是DDR**。

我們密切注意腦死判定的每一病例，十年中美國華府地區，確定沒有發生任何違誤案例。全美國半世紀來已有上百萬的腦死判定，雖曾有極少，個位數的，錯誤判斷案例，但至今

醫生，我還活著，別摘取我的器官

沒有醫師故意造假「腦死」的案子發生過，也絕對未曾有過一件判定「沒有腦死」的病患，被摘取器官供移植。這樣的嚴謹結果，是由於美國醫界堅守醫學倫理，及政府決心厲行此尊重生命的法律。我們也認為這嚴密的做法，才有助器官移植醫學健全發展。

臺灣在1987年立法容許腦死者做器官捐贈者，但「沒有腦死」就絕不能做器捐，因為未腦死即是活人。摘取活人的器官而促使死亡，當然違背醫學倫理，觸犯刑法。因此，臺灣必須與全球醫界共同恪遵「死者器捐規則 Dead Donor Rule」。只有死者，包括腦死者，才能捐獻器官。為取得新鮮的器官，醫學界以「腦死」為「死亡」的新定義。但如不能恪遵「死者捐器法則」，謹守「腦死判定」嚴謹準則，則「腦死」新定義，在瞬間即會被見利忘義的敗類醫生，開了剝奪病人生命，竊取器官的偏門捷徑。偏門捷徑就是在「腦死判定」偷工減料，馬虎從事。甚至故意漠視「沒有腦死」判定，另捏造「理由」諸如「不適宜生存」、「最好的結果是一個植物人」等等。

■ 器官移植與四個醫學倫理

現代醫學所涉層面，雖仍以醫者和病人的密切關係做為基石，但已與整個人類社會密切相關，尤其器官移植更是錯綜複雜，供移植的器官可跨國越洲運達，所涉影響可以說已是無遠弗屆。

現代醫學倫理建構在四項關鍵原則：

行善（Beneficence）、不傷害（Non-maleficence）、病人自主（Autonomy）、公義（Justice）。前二項在醫者誓言就已信誓，後二項則是現代社會公眾倫理所絕不可忽略的。

「行善」，是凡事以慈愛的心靈與善良的方法造成「好」的結果。

「不傷害」，本就是至要的基本醫學倫理。但在傷害已無可避免時，如何善用醫療，使傷害減到最低。

「病人自主」，是病人在不受其它影響下，能為「善」作自我的抉擇。

「公義」，認為「權益」要公平的分配給每一個相關的人，不因其他不相關的因素而異。

這四項原則在器官移植的執行上都面臨挑戰，實際已無法面面顧到，而必須由醫者本諸良知，本諸醫者的誓言做取捨。現在且以「活體肝臟移植」為例，做一概述，當可明其中的複雜難斷的情況。

從一個健康的活體上摘取器官本身，實際已違反不傷害原則。然而，這個行為的可容忍界限究竟在哪？捐贈者所需承擔的傷害風險是很明顯。這是「不傷害」和「行善」之間的衝突，那如何權衡供體所需承受的風險，以及受者所能獲得的利益？對器捐贈者而言，「救親友一命」是否真的能帶來精神上的善果？尤其在未預期的後遺症發生之後。

就「病人自主原則」而言，捐贈器官是自己決定的行為，我們如何確保這個決定過程是在完全自由，且資訊充足的情況

醫生，我還活著，別摘取我的器官

下進行？就捐贈者決定的「自由」而言，一個個人是否可拒絕捐贈，即使他的親友的生命正受到威脅？待捐贈患者的醫療團隊或家人的渴求盼望，是否會對可能的捐贈者的決策過程造成直接、間接的壓力？就「資訊充足」的前提而言，當一位潛在的捐贈者知道親友生命垂危時，我們很難保證他可以完全了解所有獲得的資訊。潛在的捐贈者當下往往為了救親友，而未考慮自己未來將承受的健康風險。器官移植手術完成後，現實常會有落差，部份捐贈者會面臨始料未及的感染或併發症等等。在這種情況下，我們會開始質疑：捐贈者究竟「同意」了什麼？他對這個行為究竟了解了多少？

就「公義原則」而言，主要的問題在於捐贈器官的完全「免費」特質上。全球大部份地區，除伊朗等，捐贈的器官都是法律明定必須免費的，絕不可有買賣。器官捐贈者不但無法獲得任何實質的好處，更需單獨承受所有的手術中及手術後風險，這是否意味了公義原則受到危害？對那些位原本健康、最後卻必須終生承擔捐贈後遺症的捐贈者而言，是否有受到公義原則的保障？我們是否應該補償捐贈者因他的義行而受到的嚴重傷害？

在錯綜複雜的器官移植中，醫者或為主導或為輔助都必須本諸醫者的誓言，並依據上揭四項倫理原則，審慎認真執行醫務行為。在看到其他醫療人員罔顧醫學倫理，傷害他人時，更應勇於糾正舉發，否則整個器官移植將成弱肉強實的蠻荒曠野。若有醫者認為自己謹守此四項倫理原則已足，別的醫者在摘取「沒有腦死患者」的器官，自己可視若無睹。此即猶如銀

行員認為只要自己奉公守法，縱使別的銀行員或盜或劫庫銀，並不會損及銀行及存戶，一樣的幼稚淺見。

■ 捐贈器官是行善之首

捐贈器官就是行善（Beneficence）之首。捐贈器官是器官移植醫學的源泉，沒有可供移植的器官，器官移植醫學就無從發展，這是很清楚明白的事。但捐獻器官的人數還是遠遠不足所需。此刻臺灣等待移植器官的病患約一萬人，其中需要腎臟約七千餘人。美國等待器官移植的病患數在十二萬人以上。每年獲器官移植約三萬人，每天80例。等不到器官而辭世每年約六千人，每天18人。

■ 完全公平與透明仍有的迷思

如何說服一般人成為器官捐贈者？專家綜合各國長期累積的經驗加以研析，答案就是必須誠心誠意去「說服」convencing。說服的先決條件就是器官移植系統必須是完全公平與透明 complete fairness and transparency。

美國最令病人信賴的梅育診所 Mayo Clinic，在他們的官網也報導民眾對器官移植有仍有不信任的迷思 myth。舉其中首要三項：

迷思：如果我同意捐贈器官，醫療人員將不會致力救我的生命。

醫生，我還活著，別摘取我的器官

Myth: If I agree to donate my organs, the hospital staff won't work as hard to save my life.

迷思： 當他們簽署我的死亡證書時，我可能還沒有真的死去。

Myth: Maybe I won't really be dead when they sign my death certificate.

迷思： 有錢有名的人當他們需要器官時他們將名列頂端。

Myth: Rich and famous people go to the top of the list when they need a donor organ.

其他著名的醫學中心，所列出民眾對器官移植的不信任感，大致都類似。因而，各醫學中心都明定的移植器官團隊成員是不會參與摘取器官方面的事，包括不接觸交換意見，以增進對捐贈官的信心。

美國器官移植過去五年逐年增加，2016年達33,606例，自2015年增9.5%，自2012年增19.8%。這樣歸功美國的器官移植凡事公開透明，公平性隨時可查。而且在鼓吹器捐的宣傳已深入人心。

在美國在移植方面的故事，不再像過去對器官捐贈者和受贈者都私密到家。現在只要授與受相方樂意發布，就讓這些感人的器官捐贈的行善故事傳播開來。舉例而言：

▪ 母親再聽到兒子的「心音」

Levi Swason 死後將心臟捐贈給頻臨死亡的 Terry Hooper。Terry 因而能存活，過著健康的生活。三年後 Terry 和 Levi 的母親及弟弟見面了。雙方相擁而泣，母親切實感觸到已故兒子的心在 Terry 胸中跳動。Terry 又躺下讓技術員現場做心臟的超音波，並顯示在銀幕上 Levi 的心正跳動著，還發出規律的心跳聲。愛兒已遠了，但他的心臟卻如此健在人間，猶如孩子還在世上，母親雖淚流滿面，卻伴有無比欣慰。

▪ 器捐是生命的延續

很有啟發性的感人故事

22歲的 Kyle Casey 長得很英俊，常笑容可掬。本是很有前途的運動選手，且工作非常認真，每週工作常達60小時。不幸染了毒癮，有天服藥過量而昏迷不醒，結束了他短暫的一生。他的器官捐給了五個人，讓他們重獲新生。他的母親決定將的姓名生平公諸於世。他母親說 Kyle 生前工作辛苦，並開始有儲錢。後來因毒癮，竟要付一粒「藥」40元美金，最終還斷送了他的生命。他的慘痛人生，可做為年輕人的警惕。母親遭到失去兒子的悲痛。然而兒子捐了器官，讓行善義舉長留人間，是生命的延續。幾乎所有的人看了 Kyle 的相片和平生事蹟，都感慨噓唏不已，咸認為是非常有教育意義及啟發性的感人故事。

▌捐眼角膜：幫我繼續看這世界

最動人最令人感佩的一則器捐事實發生於臺灣。小朋友奕享去年惡性肌瘤復發。雖做了化療，但醫師診斷預後不樂觀。他的父親明白他就將離開溫暖的家，及他所摯愛的世界。父親讀《小麥熊的心願》給他聽，並問他，如果他過世後，是不是願意將自己用不到的器官，留下捐贈給需要的人？例如捐出眼角膜，讓其他人代替你繼續看這美麗的世界？那時你已是天使了，不再痛了。奕享沉思後，肯定回答：「既然我用不著了，為什麼不給其他人用？」接著他很勇敢親自簽署了器捐同意書。他今年初辭世了，他只是六歲大的兒童。他捐出雙眼眼角膜，成功幫助二位受贈者重見光明。每當這二位受贈者張眼看外界，自己看到了光明，也為奕享繼續看這美麗的大地！六歲小朋友利他濟世的純潔哲思，是無可取代的臺灣之光，光照寰宇。

▌蘋果教父賈伯斯堅持公平等待器官

公開、公正、公平分配器官

可供移植的器官長期以來，且在可預見的未來，都是求多供少。因而，許多人會在等不到器官的焦慮中就喪失了生命。每個國家都會將分配器官的辦法明訂得很具體詳盡，但在履行時是否能做到完全公開公正公平，仍讓人多少存疑。

最近有網路傳佈了蘋果創辦人 Steve Jobs 賈伯斯堅持公平

器官移植的事蹟。

若評議對人類生活影響及貢獻最大的世紀人物，Steve Jobs 是絕對當之無愧。但他等待器官的過程，攸關自己生命，仍秉持眾生平等，他不以具世界級的社會地位、財富爭取優先取得器官，用以挽救自己的生命。令世人對他更是由衷敬佩。

真誠感人的器捐宣傳

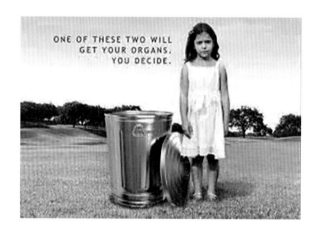

One of these two will get your organs.
（像垃圾一樣丟棄？或用來救人？）
兩者之一將得到您的器官
You decide. 由您決定。

這小小的相片，是美國籲請捐贈器官的廣告之一。讓您寧靜思考：您要將身後的器官捐給像這位可愛可憐的孩子，讓他們的生命能重獲新生。或您要將器官當廢物丟棄。

「臺灣的器官捐贈」的勸募廣告，是在公車外殼貼上巨幅

醫生，我還活著，別摘取我的器官

的照相：主角是「器官捐贈中心」董事長李伯璋醫師，和再次穿上醫師服的臺北市長柯文哲。大概是要人們看到二位大醫師的相片，心生敬仰而決定捐贈器官。但世上大概很難找到以執刀的移植外科醫師玉照做勸說器捐，因為必然是負效果。這廣告對增加柯市長提升知名度及選票是有益的，但太浪費了，他的得票已太超爆了。

「器官捐贈中心」是否做了統計，有多少位臺灣人是看了這巨幅照相決定捐獻器官？如果「器官捐贈中心」認為柯醫師勇於摘取「沒有腦死病患」的器官，增加了臺灣器官供應源、而為他的「功在器官移植」，而展示他的巨幅照片，那是極大的「諷刺」！務請「器官捐贈中心」公開說明：「沒有腦死病患」是不是活人？摘取「沒有腦死病患」的器官供移植是不是觸犯了刑法？？

我誠摯建請「器官捐贈中心」應該以像奕享小朋友那樣誠摯利他的奉獻者，做為器捐的公益廣告，讓他們的遺愛永遠瀰漫人間。奕享的遺言，正是美國小朋友的那則廣告：One of these two will get your organs. You decide.

222 我要活著
　　醫生，我還活著，別摘取我的器官

第八章

漫漫長夜，
　　等待晨曦！

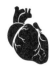

第八章　漫漫長夜，等待晨曦！

當家屬在淌血的兩難，柯P要拚一個植物人給你！

「一定拚一個植物人給你們！」

器官移植醫學就像一棵樹，只有在陽光照耀下，才能堅定成長，成為護蔭眾多等待器官患者的大樹。人間的真誠善心公義就是使這棵樹欣欣向榮的陽光，而虛偽詐騙伎倆則是將這樹慢慢枯萎致死的黑霉毒素。

由柯文哲醫師精簡自述，透露了令人痛心疾首的真相。柯醫師是以「若要急救，一定拚成植物人」，恫嚇病人家屬。從柯文哲自己撰述的語錄第60則，透露最慘絕人寰的事。這「恫

嚇」，醫師竟然是在輕鬆笑謔中傳達，而一條人命就此斷送了。

這段短文著者柯文哲醫師，當時是台大急診主任。他明述了地點：台大急診室，明述了主角人物：柯P，柯文哲醫師的自稱、一位嚴重頭部外傷的病人及家屬。短文最關鍵的柯醫師句子：「沒問題，沒問題，我們一定拚一個植物人給你們」。

柯語錄發行三年多了。柯語錄是柯文哲醫師記錄了自己的話，是臺灣白色力量的經典之作。此至短的經典短文，蘊藏著人類至悲慘的器官移植史實，竟然是發生在臺灣，並且洋洋得意，出版成書。掌握醫學威權的醫師為謀取器官而使無辜的病患慘死。其家人還感激柯醫師做了件好事，使死者遺愛人間。柯醫師受人們讚頌，媒體更是一片功歌。

在頭傷昏迷病人的家屬，最心急如焚的那一刻，醫師至少可說「我們一定盡全力救治」。但柯文哲醫師刻意說：「我們一定拚一個植物人給你們」，柯P當然知道這句話是絕對不實，因為全世界任誰都不可能知道，那位病患一定成為一個植物人，難道柯P一開始的目標就是朝「拚植物人」邁進？柯P也明知這句話對病人家屬直是利刃穿心。醫師開口此言，家屬會瞬間絕望。那他為什麼要說這句傷人的話，且印在教戰手冊的「柯語錄」？

■窮人家無法承擔的揶揄

因為他很清楚窮人家無法承擔一個植物人，此話一出「家屬唯一能做的是簽署放棄急救、簽署器官捐贈同意書」。他明明知道此必然的斬獲。他得意斬獲之餘，還忍心回頭揶揄嘲諷病患家屬：「你們不是說不管怎樣，儘量拚就對了」，在傷口再灑一把鹽。

自有器官移植醫學以來，各國都不容許從事移植的醫師，參與器官捐贈的決定如「腦死判定」等事宜。臺灣竟有ICU、急診主任與移植小組負責人同屬一人。實例就是台大醫院柯文哲醫師，他是急診主任，又是移植小組負責人，二者兼於一身，這是球員兼裁判。這應是全世界移植醫學絕無僅有的唯一事例。柯文哲醫師也因而是天之驕子，誰能不屈服膜拜？在此特殊情況，或傷或病而致昏迷的病患到了台大急診室。生命就突然陷入另一新危局。因為他面對的這位主任醫師，將為他做出決定是否急救挽回生命？或放棄急救而捐贈器官？客觀的現實，此位昏迷的患者，對他自己生命，不但不能自衛，也完全不能自主。陪同的家屬，只能向醫師哀求，甚至乞憐，但換來的是嘲弄「『一定拚一個植物人』給你帶回去！」在泣不成聲自承「請求急救」是幼稚？是無知？醫師仍不放手，還要揶揄笑謔：「你剛剛不是說要拚嗎？」。

在前已提過，美國著名醫藥記者 David Hendin 描述搶器官供移植的場景：「我看到一個非常恐怖的幻象，一群食屍鬼拿著長刀，徘徊在發生意外事故的人身旁，一俟院方宣判病人死亡後，他們便擁上去把他的器官拿出來」。

醫生，我還活著，別摘取我的器官

Hendin 所描述是美國醫院的情景。在臺灣的情景，我們所看到的是這位穿白袍在「宣判病人死亡」的「院方」，一瞬間又變為黑袍的器官摘取者。他「宣判病人死亡」，隨就自行「拿走器官」。原來白袍、黑袍是一體兩面。

這個恐怖幻象，要比 David Hendin 描述的恐怖多了，直讓人目驚口呆！「腦死判定」是依據醫師臨床檢查，並非基於精密醫學儀器的數據做判定。醫師的臨床檢查會有主觀因素，因而參與移植小組人員的醫師，應迴避參與捐贈決定。像台大醫院柯文哲醫師二者兼於一身，極易因誘引而陷入誤判或故意「誤判」。

當摘取沒有腦死者器官事件披露後，我也公開明確提出我的看法和呼籲：

　　「高（資敏）：問題出在台大醫院的制度，一個醫師要救重症病人，又要摘取器官，當然影響判斷，強調美國兩者分開，連意見都不能交流。」（自由時報 2014.11.22　記者林惠琴　臺北報導）

▪「劉海若流淚了！」

　　我另具名撰文：〈劉海若流淚了！再評議柯文哲醫師涉嫌「不法摘取器官。〉（2014.11.23. 刊載於醫師公會全國聯合會臺灣醫學生聯合會的《醫聲論壇》），再詳為舉例進一步說明

這一很重要的觀點：

「2013年5月28日，台大醫院曾御慈醫師被酒駕碰撞重傷，由台大醫院柯文哲醫師主治。柯醫師陳述：『整件事情是這樣的，我身為臺灣第一號急救專家，也是台大外科加護病房主任，又是創傷醫學主任，世界葉克膜專家，可是我卻救不回她。……那一天我沒有做錯任何事……既然這樣那就不要急救了』。他沒有提的是「我原本就負責台大醫院器官捐贈業務」。柯醫師最後在追悼會讚揚曾醫師：「當她的生命最後無法挽回時，曾醫師把一切有用的器官捐贈出來，包括心、肺、肝、腎、眼角膜、皮膚、骨骼。」

在此二案例（按另一例是車禍頭傷的劉海若主播），關乎二位昏迷的腦傷年輕女性，她們已不能語言。他們分屬的二位主治醫師，醫學理念上，有些細微差異，可能因而決定了她們各自的命運。凌鋒醫師說「當病人還有一線希望的時候，哪怕1％的希望，作為醫生應該盡到100％的努力」。柯文哲也很重視責任。他致力醫治重症外，同時也要為台大醫院獲取捐贈器官，用以救治其他病患。

二位醫師，凌醫師專職醫治病患，無分心負擔；柯醫師還「一肩扛起器官捐贈分配系統」業務。他發表的英文論文都在擴大器官捐贈源，而不是重症救治。他的心思天平似乎已傾向器官的摘取。他也說：「如果有一天我拿醫學奉獻獎，應該是全國器官捐贈移植登錄系統，而非葉克膜（按指

醫生，我還活著，別摘取我的器官

重症救治）。」這傾斜對器官移植是有助，但對重症急診的病患與家屬就些令人擔憂。」

■「如果有一天我拿醫學奉獻獎」

　　因柯文哲醫師提到「如果有一天我拿醫學奉獻獎」，在此，順便一提往事，我是當年「臺灣醫學奉獻獎」的共同創辦人。當時討論到該用「奉獻獎」或「貢獻獎」？我堅持用「奉獻」，我認為「貢獻」必須有實物實際成就而言，「奉獻」則是心存真誠全力以赴就已足。另外我認為此獎宜由總統頒給，而不是行政院長，因為醫學關係到全國每一位國人的生命福祉，不分身分地位職業。因此醫學奉獻獎理應定為最高榮譽。此事我直接向李總統建議，他欣然同意。並立即交付邱進益副祕書長辦理。我是想利用頒奉獻獎再強調醫學是為濟世而奉獻，而不在計量個人實物成就。我很瞭解柯醫師要得獎的動機，但我做為前輩醫者，我真的無法感受他有奉獻的胸懷。我認為柯文哲不能以「世界葉克膜專家」得獎，這頭銜是自己封侯的。囙「葉克膜」自1970年代就使用至今，已很普遍使用。柯醫師將很普遍的醫療儀器用以神化自己，愚弄病患，賤損同行。

葉克膜與人工肺

　　這節「柯語錄25」：「新光有個病人……裝了葉克膜，家

屬跑去廟裡求籤──『貴人在東方』，啊！不就是柯文哲所在的位置嗎？所以新光跑來找我求救，病人就真的救回來了」。這節「柯語錄」，不像醫生說的，比較像臺灣乩童的話。這是台大的「醫學教育」嗎？抑或是「鄉野神壇」的謠言惑眾？因語錄提到「所以新光跑來找我求救」，為了臺灣的醫學教育，若果有此事，務請新光醫院公開說明一下。

柯大醫師神化了自己；同時也神化了「葉克膜」，而成「神醫」在使用的「神器」。葉克膜，英文 Extracorporeal membrane oxygenation （ECMO） 中文直譯是：體外膜氧合。其功能，簡單說就是將人體血液引流到體外儀器操作，充合了氧氣去除二氧化碳，再輸回人體。香港譯為「人工肺」，很忠實切題。台灣譯「葉克膜」，應是ECMO譯音。ECMO英文縮詞，對非醫業的一般人已是莫名其妙，再譯音為「葉克膜」，那就更莫明其妙了。有人還以為是姓葉的人名。當然愈是莫名其妙的名詞，愈易於神祕化。此醫療儀器實際就是「人工肺」，是適用於人體肺衰竭或肺功能不足的狀況。這是美國的醫療產品，一般美國醫學中心一年平均使用約50次左右，每次期間約3-10天。但台灣用得那麼頻繁，使用時間有長達一百多天，號稱破世界紀錄。美國用了近半世紀的東西，到了台灣頓成了醫療「神器」。病人只要病危，總要爭取使用，似是時尚了，平白浪費巨大的醫療費用。ECMO應適症而使用。在台灣很少提出ECMO可能發生的嚴重併發症。僅腦部併發症，就有腦出血，栓塞，癲癇、腦死等。ECMO也該去「神」化了！葉克膜是什麼？就是體外的合氧膜，可採香港譯為「人工肺」，

醫生，我還活著，別摘取我的器官

此詞人人都會明白。並將「人工肺」適用症及可能併發症說清楚。別再讓「神」醫，裝神弄鬼這醫療儀器了。

謊言在事實面前會無地自容！

柯P自己說他自未腦死的病人摘取器官

柯文哲醫師明說自己應得的獎項：「如果有一天我拿醫學奉獻獎，應該是全國器官捐獻。」我認為柯醫師更不應以器官捐贈移植登錄得獎。因為他在執行取得器官上，沒有忠誠奉獻。他太過份硬要器官，以致他的團隊疏失，誤將愛滋病人的器官也提供移植。監察院的報告指出，「柯文哲廢弛職務……造成受贈者及醫療人員直接的健康危害」，他現在又自行以論文公開發表曾自「not brain dead 沒有腦死」病人，摘取器官。他的揠苗助長，害了病人，且已嚴重損傷了臺灣器官移植的健全發展。

據臺北*Newtalk*（2014.11，24林朝欽/臺北）報導：「媒體詢問前立委高資敏認為活摘器官事件有隱藏的真相，柯文哲表示，他見過高資敏2次面，所以他也常搞不太清楚這些人在想什麼？這些案例都有家屬的拒絕急救同意書、家屬的器官捐贈同意書，病人若不是疾病死亡，也都有檢察官的死亡證明書。老實講，據他了解大概有26個案例，事實上，這些案例有他在現場的，恐怕只有一半，很多案例他都是沒有在場。所以，他想問的是，對方是要指控柯文哲，還是指控台大醫院？媒體詢問「柯語錄」曾跟病人家屬說會拚一個

植物人，柯文哲表示，「柯語錄」有時候就是講好玩的。」（新頭殼*Newtalk* 2014.11，24林朝欽/臺北報導）。

　　我和柯文哲醫師確有二度誠懇長談。在最後談話結束時，我曾手寫「說真話 講實話」字條給柯醫師共勉。我在美國醫學院執教及從事研究多年，也從事醫療行政。我認為解決爭議最簡明的方法就是「說真話 講實話」。真話是主觀真實的想法，實話是客觀認定的事實，如此溝通才會清楚明白。「不說真話 不講實話」的人，都是自認自己智商超高而輕蔑誤判眾人的智慧。其實，再多的謊言粉飾，在簡明事實之前，都會無地自容。

　　柯文哲醫師對頭傷患者的家屬的哀求，所做的明述：「沒問題，沒問題，我們一定抺一個植物人給你們」。柯醫師這句「名言」欺騙了患者的家屬，容我再重申，因為簡明的事實是，全世界沒有任何醫師會預斷那一位頭傷病患會成為植病人。台大醫院責無旁貸，應查究到底有多少位家屬被柯文哲醫師以此言所驚嚇，而拒絕急救，捐獻了器官？

　　現在嚴重的事情爆了。柯文哲醫師才說「柯語錄」有時候是「講好玩的」。試想如果您的家人，嚴重頭傷昏迷，命在旦夕。這時候，您會認為是講好玩的時候嗎？

　　柯文哲表示：「這些案例都有家屬的拒絕急救同意書、家屬的器官捐贈同意書」依法律明文：「死者」家屬才有同意權，活人家屬絕無此同意權。事實是如果家屬被真實告知頭傷沒有腦死，是活著，經急救可能會復醒，那家屬會簽署拒絕急救書，同意捐贈器官？在人世間，可救活親人，誰會簽署「拒

醫生，我還活著，別摘取我的器官

絕急救」？

　　柯P告訴頭傷昏迷病患的家屬：「我們一定拚一個植物人給你們！」家屬信以為真，因而拒絕急救並簽下同意器官捐贈。器官已摘取捐贈，人死永不復生了！

　　這一幕，是可能實際已發生或會發生。

　　一位父親匍伏在沒有腦死被摘取器官的兒子墳墓前，他搥胸悔恨淚流滿面：「孩子，會原諒爸爸嗎？爸聽到醫師說你一定會拚成植物人，家裡養不起你，爸爸也不要你活得痛苦，只好……現在那位柯P反口說那句話是『講好玩的』。苦命的孩子，爸爸被騙，被騙掉了你的一條命……」。

▋不適宜生存，器官移植「競賽」？！

成立移植小組管 ICU 加護病房

　　醫師竟能冷酷到這地步。在急診室、加護病房待急救醫治的病患，明知他們「沒有腦死」是活著。醫師竟然以「不適宜生存」當「理由」，一個接一個推入手術房摘取器官，使他們死亡。從柯文哲醫師自述的「柯語錄」，柯醫師自行透露了此「行為」的可能「動機」的信息。

　　「柯語錄」：「**對你幫助最大的，往往是你的敵人。人家都說柯文哲是朱P一手拉拔的，我跟你講，其實我真正該感謝的人是魏崢啊！沒辦法啊，當初台大被魏崢打得落花流水，我們心臟移植的結果輸人家太多了嘛！所以當時朱P就**

把我抓上來成立移植小組管ICU（加護病房），後來結果才變好的」（柯語錄 第53則）

　　首先令人不解，柯文哲醫師對醫界同仁，為什麼要用「敵人」、「打得落花流水」的仇恨肅殺字眼？原來台大醫院為了跟心臟移植最有成就的振興醫院魏崢醫師競爭，所做的措施策略竟然是「所以當時朱P就把我抓上來成立移植小組管ICU（加護病房）」，而不是增強移植心臟外科醫師陣容，改進現代化醫療設備，以資號召。成立移植小組管ICU，這個「管」字最令人拎一把冷汗。移植小組要「管」ICU的啥事？

　　按醫師、醫院間在器官移植的競爭，最粗魯最危險就是想比移植器官的案例次數。這種競賽會造成不擇手段獲取器官。有鑑於此，各國規定醫院移植小組是不得參與器官捐贈的決定。因此，移植小組應迴避參與急診室、ICU的醫療及臨終器捐事務，以免受到急需器官供移植的影響，而發生不當摘取器官的嚴重事件。台大醫院「成立移植小組管ICU」，已違反常例，使人憂懼。其目的是否為了增加器官捐贈數量？到了這句「後來結果才變好的」，就令人更恐怖了。因為「移植小組管ICU」的目的若是為了增加器官捐贈數量。那「結果才變好的」，是否指增加了器官捐贈數量？若答案是肯定，那就可解釋那二篇論文所明書的器官捐贈者，為什麼會概括多位「沒有腦死」及「無法判定腦死者」，都是活著的病人。

　　楊憲宏（資深媒體人、美國UC Berkeley公衛碩士）在他的專欄，論述：「1968年以來，世界醫學界為何要規範，參與移植有關的醫護人員不得參與照顧瀕死的器官捐贈者，更不可以

醫生，我還活著，別摘取我的器官

參與腦死或心臟死的判定，就是怕有人會『見移植心喜』，而跨了紅線。可是這個倫理規範，在台灣有被徹底執行嗎？衛福部不應該調查清楚嗎？台灣確有發生，參與移植的醫師，在探視瀕危病人時，還開口對家屬說，沒救了，準備器捐吧！這不是很恐怖嗎？」（2014.12.24民報專欄）

據此論述，更昭明「成立移植小組管ICU（加護病房）」，根本就違逆了醫學倫理。柯文哲最受年輕人狂拜的「告白」：「我的人生太順利了，35歲就當上主治兼外科加護病房主任，台大一百年來找不到第二個。」（錄自 柯文哲著「回家的路太遠」）。這份自誇百年來找不到第二個的「榮耀」，只是絕大多數醫師不忍心去做的差事。人生值得欣慰的，應該是做了對眾人有益的大事，不是做了可弄權的大官。

愛因斯坦：「判斷一個人的價值，應該看他貢獻什麼，而不應看他取得什麼。」這句話，值得此時思考。

■ 瀕臨死亡之際會掙扎

由「論文作者之一的台大心臟外科教授陳益祥表示，無法判定腦死的病患，經家屬同意後，才能移除呼吸器，並與腦死患者一樣施打麻醉劑，**主因是人在瀕臨死亡之際會掙扎，這屬於人道考量**」。（聯合晚報2014.11.21記者林敬殷、黃玉芳/臺北報導）

「瀕臨死亡之際會掙扎」。「瀕臨死亡」就是尚未死，

「會掙扎」也證實不但活著且奮力求生。此一「無法判定腦死的病患」確是活著，根本就不可以做器官捐者，更不需做「腦死判定」。醫師以「人道考量」，就應繼續救治了，那有「施打麻醉劑」摘取器官而促其死亡，還能說是「人道考量」？對醫師這是很容易判斷的，且是職責所在。此時絕對不該將責任全推給在悲痛中的家屬，要他們同意「移除呼吸器」。

■ 台大被魏崢打得落花流水

容我再引述柯P說：「當初台大被魏崢打得落花流水，我們心臟移植的結果輸人家太多了嘛！所以當時朱P就把我抓上來成立移植小組管ICU（加護病房），後來結果才變好的」。（柯語錄）

果如柯文哲所說，台大醫院為了與振興醫院魏崢醫師競爭，而搞成這麼一個「人道考量」的殘酷局面，實在很令人傷悲。我擔任振興心臟醫學中心的心臟外科顧問二十年了，我認為他們的成功，在於精又求精的心臟移植技術，敢於創新發明，所有團隊成員都能嚴守醫學倫理慈護病患，因而建立榮譽信譽，獲得很高評價。但他們從沒有要與其他醫院比賽，從沒有要把誰「打得落花流水」。台大醫院以「成立移植小組管ICU」方式是自亂了最基本的制衡規範。且移植小組成員介入ICU，難免涉入爭取器官，釀成了摘取「沒有腦死者器官」大禍的肇因。

醫生，我還活著，別摘取我的器官

簡明的道理，不是粗話漫罵能掩蓋的

柯文哲醫師表述：「所以他也常搞不太清楚這些人在想什麼？」其實，至少我的部分，我在想什麼？我已撰文及口述說明了，但是為什麼柯醫師仍常搞不太清楚？我再簡言之，柯醫師，你們摘取「昏迷但沒有腦死」及「尚未能判斷腦死」病人的器官。他們在醫學上、法律上都是活著的人。你們摘取了器官使他們喪失了生命，是不合醫學倫理，也違反了法律明文。這一簡明的事實，再多的權威醫師支持，再多的群眾吶喊，也改變不了的。這一簡明的道理，再多粗話漫罵，也掩蓋不了的。

柯文哲醫師對質疑者的反擊

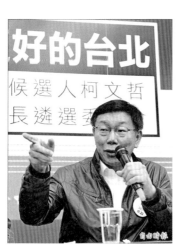

（記者叢昌瑾攝）

「針對未判定腦死者強摘器官，無黨籍臺北市長候選人柯文哲回應說，若有人質疑此套保存移植器官的方法是殺人，等於指控國家醫院的多名醫師聯合殺人。」（2014.11.21自由時報記者林惠琴、曾韋禎報導）

柯醫師最後以攻擊做為防禦，指控他就等於指控國家醫院多名醫師聯合殺人。

首先，這套方法是救人抑或殺人？柯醫師將他使用於病人此套「保存移植器官的方法」圖示得很清楚（本書第217頁）。這方法是以小氣球堵塞胸動脈，使血液不能流到心、肺，當然心肺就喪失功能，人也死亡了。此方法，若是為了保存移植器官，那心、肺也是病患最急需的移植器官呀！為何要以此方法使心臟和肺臟無血液而毀損？如果是為了保存腎臟，保存心肺功能也有助維護腎臟功能。這方法使病人立即停止心跳、呼吸而死亡。這不是為促成了死亡嗎？最關鍵的事證是，柯醫師等論文明書的將「沒有腦死者做為器捐者」而造成死亡，醫師無論是在國家醫院或民間醫院做，都同樣違反醫學倫理，也觸犯了法律明文。

■731部隊與醫生殺人

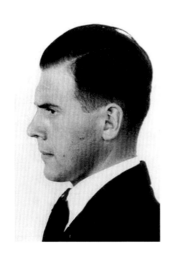

　　國家醫院的多名醫師聯合殺人

　　「指控國家醫院的多名醫師聯合殺人」，這用詞似曾聽過？德國的Dr. Joseph Mengele和日本的石井四郎醫生，不是都屬國家最高機構的優秀醫師，都一路順風走上白色巨塔的頂峰，後來都成為「多名醫師聯合殺人」的主謀者。被他們

醫生，我還活著，別摘取我的器官

謀害者從一、二人到後來以萬人計。倡尊優生醫學的Joseph Mengele醫師以「生命不值生存」為理由納粹置死了約四十萬人；石井中將的七三一部隊，更是恐怖。

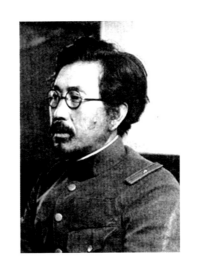

石井四郎醫師，京都帝大醫學部第一名畢業，他組合的七三一部隊，更是恐怖。我特地到哈爾濱看七三一部隊的陰森地下基地觀察了二次，的確醫師殺人是可以了無痕跡。七三一的細菌戰研究所也曾密設在臺灣。這二位國家醫師都聰明絕頂且善於掩飾自己罪行，二人確是殺人無數，但戰後竟都逃過戰犯大審判，自己得享天年。回首往史，研究這段人類的慘痛史頁，現在大家都會認為在他們處死第一個無辜時，就應該有人勇敢站來說話了。不可因為「他們是醫師、且是國家醫院的醫師」認為應不致害人所迷惑，當時應該只問他們所為是否有違醫學倫理？是否會害死病人？等到「國家醫院的多名醫師聯合殺人」的時候，再提出質疑就已被認為「反對納粹」，「反對帝國」了，屆時質疑者不但救不了人，自己也難逃被迫害。

▪NHK：731部隊精英醫者的殘酷

　　日本NHK於2017年8月13日放映一部「731部隊真相：精英醫學研究者和人體實驗」，揭發日軍731部隊的殘酷暴行，令人髮指。主要證據來自1949年12月的蘇聯哈巴羅夫斯克審判（The Trial of Harbarovski）的審問731部隊戰犯錄音。該審判的總結判決，提到：「部隊的實驗室對霍亂、傷寒、炭疽熱、氣性壞疽和鼠疫細菌進行了實驗，大部分感染者在可怕的痛苦中死去，僥倖恢復者則被重複用於實驗，直到死亡……」。另由諸多珍藏的文獻，證實了京都帝大、東京帝大等名校許多醫學家都參與，且獲軍方鉅款資助。京都帝大醫學院長戶田正二博士生前堅決否認參與。現在證據還是證明，他不僅參與且是促進者。京大參與醫者由最初37人遽增為75人。

　　「醫生本來應該拯救生命，為何卻染指這樣的活體實驗？」。首先NHK指摘當年「戰爭」把醫生變成了殺人利器。NHK最後終結引述了當年一名731部隊軍醫的錄音。他對自己所為的懺悔：「若我還有餘生的，我會為人類的福祉盡我所能，以抵償我所犯下的罪行。」。這位軍醫在出獄前夕自盡身亡。

　　精英優秀醫師蛻變為「人類活體實驗」的殺手，沉淪為「摘除沒有腦死者器官」的推手，二者顯有共通思維模式。他們都因自己太優異而卑視他人，而認為「弱肉強食」是大自然的潛規律。加上自標的「高尚宗旨」，諸如「愛國情操」、為了「拯救生命」——另一更重要病患的生命。但最令人沮喪的，追根究底，都發現有「利」的誘餌存在。

醫生，我還活著，別摘取我的器官

日本參議院議員小池晃，發表對此史實的感言：「令人震撼，沉重的節目。沒有被追究戰爭責任的日本醫學界，有必要闡明事實」。由歷史的慘痛教訓，台灣的醫學界也必須容許質疑，再不能以白色巨塔壓人，也不能以白袍遮蓋一切了。

▍這套「方法」是救人？或是殺人？

　　柯文哲教授指摘：「若有人質疑此套保存移植器官的方法是殺人，等於指控國家醫院的多名醫師聯合殺人。」以小氣球堵塞胸動脈併用「葉克膜」的「保存移植器官的方法」，全世界也只有柯文哲教授的論文提出。此套保存移植器官的方法是以小氣球用以堵塞胸動脈，使用於活著的病人，必然會致病人心跳停止。但為什麼若有人質疑就會等於「指控國家醫院的多名醫師聯合殺人」？柯P是否希望這麼說，就沒有人敢質疑他個人了？其實，此套「方法」若是救人，柯醫師應該引為榮，詳盡報告一下。若是殺人，也應說明動機目的安在？這套堵塞胸動脈的「醫用儀器」有否獲衛福部核准？許可證號？

「柯文哲的存在，就是台大醫院的價值」嗎？

　　柯文哲教授為何要將質疑「他個人的行為」不合理擴大到「國家醫院的多名醫師聯合殺人 」？好像柯文哲教授要藉此嚇阻質疑者。此招看來很有效，真的幾乎沒人敢再質疑他了。

　　國家醫院係由政府以納稅人的血汗錢所投注，醫師薪酬也

是來自納稅人的血汗錢。國家醫院和醫師本就應為人民服務。像某名模騎馬摔下受輕傷時，這國家醫院立即組了名醫醫療小組由副院長領軍，真的發揮了愛護人民。很巧同年同月歌后麥當娜 Madonna 在倫敦也騎馬摔下，斷了三肋骨，加上一鎖骨，傷勢似較名模嚴重些。但她只到倫敦近郊醫院看診並沒有住院。事實上，這種斷肋骨並沒有必要做什麼治療。這一臺灣的國家醫院應不可能提供一般人民像名模一樣的超浪費醫療資源。柯文哲教授為此發表，解釋他未列名在醫療小組，是因名模受傷不夠嚴重。但連勝文槍傷的醫療小組，他也根本不在名單上，但他卻聲稱連勝文獲救是他的厲害；反而小組的一群醫師都謹守醫者緘默的醫德。這應就是「名醫」和「良醫」的分水嶺。台大醫院仍是眾多「良醫」雲集的地方。

柯文哲大事自我宣揚：「柯文哲的存在，就是台大醫院的價值」。台大醫院有百餘年的輝煌歷史，他一個人的存在價值竟如此之高！讓多少年輕人敬佩到五體投地。臺北市近八十餘萬選民為他投下神聖的一票。但對我這種務實的鄉下人而言，他的囂張自誇，用「吹牛皮」已不足形容，要用我們雲林鄉下的說法，「連蚊帳都吹到飛起來了！」

但柯P宣示國家醫院不容質疑，用以嚇止人民，反而欲蓋彌彰。無論如何，摘取「沒有腦死病患」的器官是至為重大事件，國家醫院應不待人民質疑就應依法主動徹查，並詳加說明。

另外，為何質疑他「個人」就等同質疑「台大醫院」？可能是「朕就是台大醫院」的自我意識。柯文哲醫師在「柯語錄」將自己定位：「柯文哲的存在，就是台大醫院的價值」

醫生，我還活著，別摘取我的器官

「榮總跟台大有什麼不同？台大醫院有柯文哲，榮總沒有」（柯語錄第6則）柯文哲如是說，是印在他出版的書上，早已廣為傳佈。

　　既然柯文哲一人如此位極崇隆，當然也應一人擔當起責任。系爭的「論文」四位著者，除了柯文哲，另外三位：一位是他已退休的老師。一位是柯文哲的後輩同事陳益祥醫師，另一位是柯文哲的祕書，蔡璧如女士，現服務於市長辦公室。這陣容，柯文哲醫師是不應推三阻四，而應責無傍貸擔當起主要責任。

　　容我再錄陳益祥醫師所明述：「無法判定腦死的病患，經家屬同意後才能移除呼吸器，並與腦死患者一樣施打麻醉劑，主因是人在瀕臨死亡之際會掙扎，這屬於人道考量」（聯合晚報2014.11.21記者林敬殷、黃玉芳/臺北報導）。

　　無法判定腦死的病患，在醫學上、法律上都不是死人，而是活人。瀕臨死亡之際會掙扎求生，更證明病患是有充沛生命力及求生的意志。將這還掙扎著的病患打麻醉劑，然後摘取器官促其死亡。實在太沒有人道！

　　臺灣有那一位醫師會對這樣殘酷致病患於死，認為沒有違反醫學倫理？有那一位檢察官會裁定如此致病人於死，沒有涉嫌殺人罪？

　　請教柯、陳二位教授，你們都在教育醫學生，一位病患會掙扎，需要做腦死判定嗎？能以「無法判定腦死」為理由摘取器官？用了麻醉劑，就屬己盡人道考量？相信全體國人都希望聽到二位的正確答案。

醫生，我還活著，別摘取我的器官

The oppos
difference.
t death, it
love is n
d the op
s indiffere
not hate
e opposite
difference.
ate, It's indifferenc
life is not death, it's in

第九章

正義會遲來，
但不會不來

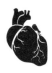

第九章　正義會遲來，但不會不來

■「沒有腦死」就是活人

　　柯文哲醫師在「論文」明書自「沒有腦死的病患」摘取器官。依醫學上、法律上「沒有腦死」就是活人，自活人身上摘取器官致人於死，違背醫學倫理，也犯了刑法。柯文哲醫師一直迴避答覆這一簡明的問題。但可迴避一時，無法永遠迴避。因為這是白紙黑字的署名的「論文」記載，不是捕風捉影的質疑。我重提這件2014年的爭議，因為這些問題必須儘快明確解答，以避免有更多病人受害。世界各國「自沒有腦死者摘取器官」都當然是違逆醫學倫理，且是觸犯法律。臺灣在1987年立法，容許腦死者做器捐者，但沒有腦死即是活人，就絕不能

　　醫生，我還活著，別摘取我的器官

做手術摘取器官。摘取活人的器官而促使死亡，當然是違背醫學倫理，觸犯刑法。臺灣1987年的立法明確表明了沒有腦死者就是沒有死亡，即是活人。這一項臺灣的法律從沒有絲毫含糊過，也沒有醫師提出質疑。

■ 臺灣醫界權威對「沒有腦死」的看法

2014年自「沒有腦死」病人摘除器官的爭議，醫界一片「擁護柯文哲，撻伐質疑者」的聲浪中，但竟然沒有一人論及自「沒有腦死」病人摘除器官是否合乎醫學倫理？有無觸犯法律？

維基百科綜合編輯了「臺大醫院器官捐贈移植程序爭議」專輯，其中「醫學界意見」欄，收集了幾位醫界權威人士的意見，謹轉錄：

一、麻醉科醫師簡吉聰撰文表示

根據2000年臨床移植期刊裡頭柯文哲醫師等人發表文章，開宗明義便提及使用葉克膜是針對心肺衰竭腦死病患，用以支持等待器官移植前法律鑑定程序之完成，並已獲得病患家屬之確認與同意。認為蘇清泉刻意扭曲。[11]

二、前衛生署長葉金川

認為這項爭議對臺灣器捐的環境造成傷害。[12] [13][8]

三、台大婦產科名醫施景中

痛批蘇清泉「把醫學當做選舉操作的工具」，要求蘇委員辭去全聯會理事長。

四、台大創傷醫學部整合醫學科的蔡宏斌醫師

也站出來捍衛台大醫院的清譽，反駁台大強摘器官的指控。[14]

五、台南市長賴清德醫師

也在臉書下重話譴責蘇清泉的行為是「醫界之恥」。要求蘇應向國人和醫界公開道歉，並辭去醫師公會理事長職務。[15]

一、簡吉聰醫師提出根據2000年臨床移植期刊柯文哲醫師等發表文章，開宗明義便提及「腦死病患」。

事實是該論文第一頁開宗明義提及「腦死病患」是為了說明因鑑於台灣「腦死」捐贈器官者太少，認為可以NHBD做為增加器官來源。接著同頁明確說明他們摘取器官的病人並未符

醫生，我還活著，別摘取我的器官

合腦死準則（did not fulfil the brain-death criteria）。在案例又提出 M/23 H.I. brain lesion incompatible with but not brain dead。再次確定器官取自沒有腦死的活人。

　　簡醫師應該是誤讀了論文的開宗名義。

二、葉金川署長是關注「台灣器捐的環境造成傷害」。但問題是以摘取沒有腦死的活人器官，增加移植器官來源是絕不可行。將活著的病人剖腹取器官致死，違反醫學倫理，也涉殺人罪。辯稱獲得家屬同意捐贈。依常情，若醫師據實告知病人雖昏迷但尚活著且可能康復，家屬應不可能同意捐贈器官。若醫師欺騙家屬「病人已死亡」或「急救也一定拚出一個植物人」，則醫師恐另涉詐欺。

　　平心而論，摘取沒有腦死的活人器官，違反DDR，才是會對台灣器捐的環境造成傷害；糾正此等不法，才能使器捐的環境健全發展。

　　葉金川署長當時預言選舉過後，決不會有人再提此事。顯然他當時認為這事只是選舉奧步。

三、蔡宏斌醫師是為捍衛台大清譽發聲，可欽可敬。但維護清譽，必須實事求是，有錯要坦承，犯了違誤必須糾正。

　　「柯文哲的存在 是台大醫院的價值」，柯醫師如是說。但事實是台大醫院的價值是122年的輝煌歷史，及成千成萬忠誠於醫德的台大醫院成員所建構達成。蔡醫師可仔細閱覽柯醫師的論文，就明真相。

我在本書所提出 John Hopkins 處理 N. Levy, MD 事件的公正明快應可做台大醫院酌參。John Hopkins 是世界醫學頂峰，台大醫院則是台灣的醫學頂峰。

Dr. Levy 事發時，我也同情而挺他。畢竟他是執教25年的婦科醫師。他事後配合調查，坦承事實，然後自盡身亡謝罪。

四、施景中醫師、賴清德市長二位要求蘇清泉醫師辭去醫師全聯會理事長，但並未具體表述「自沒有腦死病人摘取器官」乙事的看法。賴清德醫師已榮任行政院院長，為保護人民的生命，已責無旁貸。宜早日查明：醫師可否摘取沒有腦死病患的器官？國家醫院以小氣球堵塞病患胸動脈，以利摘取器官的「醫術」，是否合法？現行「腦死判定準則」昏迷指數5，就可做「腦死」測試以便摘取器官，是否妥當？

■ 醫界意見 醫學論理及法律

另媒體報導醫界意見，有論及醫學論理及法律部份，謹錄：

1.楊志良：加工致死，強摘器官等於謀殺

「強摘器官爭議　楊志良：等於謀殺應譴責」

台大醫院執行腦死判定未過，即做器官捐贈器捐手術引發奪命爭議。今日出版的蘋果日報報導，前衛生署（現升格

為衛生福利部）署長楊志良昨表示，安寧緩和醫療條例2000年實施後，判定腦死才能移除維生系統，以免發生類似安樂死的問題，而在此條例實施前，若有醫師在重症患者家屬同意下移除維生系統，且全案曝光，有可能會面對刑法等相關責任。中國時報報導，楊志良認為器捐的前提是不能危害捐贈者的生命，但如果讓病患加速死亡，除非是確定病患腦死後才能做，否則就是加工死、等於謀殺，就應予以譴責。（2014/11/22　世界新聞網　葉國吏/綜合報導）

2.魏崢：會讓醫界覺得羞愧

「會讓醫界覺得羞愧」振興醫院心臟醫學中心主任魏崢表示，若施打藥物讓病患心臟停止的事為真，會讓醫界覺得羞愧。（中時資料照）

振興醫院心臟醫學中心主任魏崢表示，多年前曾聽聞，但不知台大用什麼方法讓病患心跳停止，此事若是真，會讓醫界覺得羞愧，醫師不能為救一個人去害另一個人，在道德倫理上是很嚴重的問題。魏崢表示，國際期刊也可能因為不瞭解研究團隊國家的狀況而刊登，這件事情是誰下達指令的要負責。（中國時報 2014年11月22日 陳瑄喻、魏怡嘉／臺北報導）

3.邱文祥：病患心跳是如何停止？

北市聯醫總院長、前陽明醫學院院長邱文祥表示，這件

事要關心病患心跳是如何停止的？酚妥拉明打過量也會致死，就是安樂死，但國內還未允許安樂死，還有呼吸器的移除是誰決定的？（中國時報 2014年11月22日 陳瑄喻、魏怡嘉／臺北報導）

魏崢院長、邱文祥院長的共同疑問，「病患心跳是如何停止？」在柯文哲的2000年的論文，已有明確答案：

「靜脈注射2萬5千單位肝素（Heparin 抗凝血劑）及10毫克酚妥拉明（phentolamine 降血壓劑）。等心跳已停止後，記錄心電圖做為心搏停止的法律文件（legal documentation）」

誠如邱院長所說酚妥拉明打過量也會致死。此藥用以降血壓，正常劑量是5毫克。柯文哲醫師等用了10毫克，足以使病患立即產生心跳由紊亂而停止。肝素（Heparin）會抗凝血，是用以防止要移植器官凝血。至於酚妥拉明在此並不是為治療高血壓，而是要使病患心跳停止而立即死亡。因而，柯文哲醫師會明述「等」心跳已停止後，實明知過量的酚妥拉明後，心跳將很快停止。且在病患心跳已停止後，才做心電圖，當然不是醫療用途，而是法律用途，使檢察官誤信，病患是確實因傷重死後才做摘取器官。這當然會讓醫界覺得羞愧。如果檢察官被告知病患不是傷重死亡，而是醫師注射藥物致死，依職責應該是會另為偵辦。

醫生，我還活著，別摘取我的器官

▋台大醫院院長為何緘默？是怕「夠兇的流氓」嗎？

在2014年自沒有腦死者摘取器官的爭議中，最需要說明事實並做立即處置的，當然是台大醫院黃冠棠院長。他是柯文哲主任的主管首長，但他卻一言不發。如果他認為外界質疑「自沒有腦死者摘取器官」，並無事實依據，自應立即反駁澄清。但他卻只讓「台大創傷醫學部整合醫學科的蔡宏斌醫師站出來捍衛台大醫院的清譽，反駁台大強摘器官的指控」。蔡醫師應是柯文哲屬下的醫師。如果黃冠棠院長查明台大醫院確實有論文所提到的「自沒有腦死者摘取器官」，則柯文哲醫師等違反醫學倫理，應立即做適當處分。但黃院長未做任何處理，卻任由柯文哲主任公然辱罵質疑者「他媽的」。並嗆聲：「文章指涉的案例他大約只有參與一半，不清楚對方是要對付他還是台大醫院」、「若有人質疑此套保存移植器官的方法是殺人，等於指控國家醫院的多名醫師聯合殺人」。柯文哲已指台大醫院至少要負共同責任了，但黃院長仍不查明，仍保持緘默。

台大醫院黃院長為何一言不發？甚至台大教授函請他釋疑，他仍不答。這位教授還為此事向教育部提出訴願。有人研討此怪異現象，認為黃院長可能不敢得罪柯文哲醫師，因而噤若寒蟬。此猜測在「柯語錄第43則」看到一些蛛絲馬跡的端倪。這段柯文哲的自述：「……所以外科需要的是像我這樣夠兇的流氓，要是我去開會，就直接跟院長對罵，來打架呀！（我很期待蘋果日報的標題：台大醫院外科ICU主任毆打台大醫院院長……）」

醫生與流氓是對比，一般前者善良溫柔；後者殘酷粗暴。

醫生當然害怕流氓的威脅。黃冠棠院長是否不想觸犯耍流氓的柯文哲醫師？因而對「摘取沒有腦死者器官」重大事件三緘其口。若屬實，則於私情有可原；於公則有得商榷。此事已彰顯國立的台大醫院管理出了大問題。會發生摘取器官害死病人的大亂子，也就屬意料中事了。但台大醫院黃冠棠院長對事關病人生命安危的案件，如此藏匿真相袒護不法，是行政首長絕對不該有的官場鄉愿。

就醫學倫理而言，醫師同行需互敬互重，柯文哲醫師以武打恫嚇同事且是主管首長，書諸於文字發表，並威脅公諸於媒體。孰可忍？孰不可忍？

台大醫院新任院長何弘能醫師，在就職發表了：
「在進入第三甲子（按台大醫院成立於1895年）的今天，從2015年8月起承長官指派，委任我擔任本院院長一職，內心實在是誠惶誠恐，深感任重道遠。今後我們新的團隊將秉承優良傳統，繼續培育卓越人才，發展前瞻性研究，提供高品質與人性化醫療，樹立醫界典範，並善盡社會責任，希望全院同仁能同心協力，達成使命」。

何院長果真要為台大醫院「樹立醫界典範，並善盡社會責任」，請即查明「自沒有腦死者摘取器官」事件，向國人做一明確的交代。前述2013年美國 Johns Hopkins 大學醫學中心發生了 Nikita Levy 醫師的偷拍女病人私處事件。此事與柯文哲涉病人生命的「器官」事件比照，Levy 的事件只是雞毛蒜皮

醫生，我還活著，別摘取我的器官

小事一椿。但 Johns Hopkins 認定事關醫師誠信，與受害病人達成協議，賠償總金額一億九千萬元美金，合新台幣五十七億元。Levy 醫師承認犯罪後自殺身亡。這事件的始末，該醫學中心已於2014.07.23向媒體發佈並公開向社會大眾致歉。Johns Hopkins 與台大醫院處理傷害病人事很明顯不同，前者 Hopkins 以「醫護病人」為核心價值，後者台大則以「維護醫師」為核心價值。尤其柯文哲醫師自己強調：「柯文哲的存在，就是台大醫院的價值」，且認定質疑他就等同在質疑「國家醫院」？但現代的醫學中心必須以「醫護病人」為核心，才能在醫療、研究、教學三方面健全蓬勃發展。

■ 林芳郁院長未審做了「裁判」？

2014年，在台大醫院院長不出面的情況，榮總林芳郁院長出面了，他替柯文哲醫師掃除了所有質疑，讓芸芸大眾啞口無言，讓所有媒體不知從何問話？這就像在傾盆大雨之際，有人將你帶進密閉房間，告訴你天根本沒有下雨，傾盆大雨只是你的幻覺。林芳郁院長如是說：

「現任臺北榮總院長的林芳郁，曾任台大醫院院長和衛生署長……他強調，照理當時經審查論文過程有三關，第一關是台大醫院，第二關是衛生署，因為這是衛生署的研究計畫，第三關則是送出文章的出版社。他強調：「如果符合醫學倫理規範，我們應該承認他（柯文哲）是對的。」（自由

時報 2014年11月23日記者林惠琴臺北報導）

　　林院長另詳細指出「衛生署的研究計畫經三關審查，第一關是台大內部由專家組成的倫理或研究委員會，第二關是衛生署（衛福部前身）審查，第三關則是學術文章出版單位的審查。如三關都認為符合醫學倫理規範，我們應承認研究者是對的。」

　　在臺灣醫界歷史，只有林院長一人曾擔任臺灣醫界的三座極峰：台大醫院院長、衛生署長，榮總院院長，這是空前，也可能是絕後。林院長的學識當然也是登峰造極，提出這樣的離奇說明，太令人錯愕了！我非常好奇，以林院長的地位為何要捏造虛構這樣的不實，來掩遮這種違背醫學倫理，觸犯法律的傷害病人生命的憾事？且林院長是利用政府機關名義，而自己又是現任榮總院長，卻要為台大醫院醫師散布不實掩遮不法。林院長精心籌劃的「袒護」，最主要「虛構」就在：「這是衛生署的研究計畫」，這實在太出人意表。

　　林院長宣稱時，絕大多數醫療人員都知道，衛生署絕對不可能有這種「研究計畫」，其研究內容是，摘取「沒有腦死，活著的病人」的器官供移植，而他們就此身亡。二次大戰後，紐倫堡公約（The Nuremberg Code） 第一條、 受醫學試驗者的自願同意是絕對必要的。但這些位病人都在昏迷中，如何能表達「自願同意」？且他們每一個人都百分百必須犧牲自己生命。全世界絕對不會有任一政府會擬出這種「研究計畫」，當然包括中華民國衛生署。但聆聽林芳郁院長的「宣稱」後，數十萬醫療人員都無聲了，全國人民也沉默了。

　　醫生，我還活著，別摘取我的器官

林芳郁院長請公開明確回答

然而，事實就是事實，很快就有人證事證，證明了林芳郁院長所說完全虛假。經台大教授劉靜怡等鍥而不捨的努力，衛福部、教育部都以文號公文證實林芳郁院長所宣稱「這是衛生署的研究計畫」是虛假的。此論文根本未向衛生署提出申請，遑論通過審查。自劉靜怡教授在蘋果日報發表了她的蒐證過程，又過了二年，林芳郁院長仍未肯出面更正。

況且，「柯文哲的存在，就是台大醫院的價值」，柯文哲要發表論文在期刊上，真的還有人敢審查他的文稿嗎？請把審稿人姓名公布。

我深深嘆息，難道那麼多無辜病患的生命就如此平白被犧牲嗎？他們的家人也慘遭永遠失去親人？多少家庭因而破碎？就因為威權者傳布不實袒護不法，他們就必須白白冤死，而無人能為他們爭取一點公道？

還有令人同樣憂心的是，如果我們可容許醫師如此草菅病人的生命，那又能如何約法廣大的社群尊重他人的生命？

林院長為了袒護柯文哲而拋出的「煙霧彈」，使「柯文哲理歪氣壯」事小，但使得「醫學倫理蒙塵，醫療法律不明」是事大。如果現在或未來，醫師或暗或明自沒有腦死者摘取器官，究如何處理？

醫界大老請憑良心講清楚！

台大教授劉靜怡在蘋果日報（2015年04月17日），發表她

調查此「袒護不法」事，所發現事證，題目為〈醫界大老講清楚〉。醫界大就是指林芳郁院長，謹節錄：

　　去年底選前爆發「無心跳器捐」論文爭議，林芳郁、楊志良和葉金川等醫界大老紛紛表態，曾長期身為柯文哲醫師長官的林芳郁更說「計劃應經三關審查，第一關是台大內部由專家組成的倫理或研究委員會，第二關是衛生署（衛福部前身）審查，第三關則是學術文章出版單位的審查。如三關都認為符合醫學倫理規範，我們應承認研究者是對的。」
　　筆者與幾位長期鑽研醫療法律與倫理議題的學者聞言均感不可思議，乃決定由我具名，依政府資訊公開法向臺大醫院和衛福部申請前述無心跳器捐手術相關資訊。依目前所得，我們認為醫界大老該把話講清楚了。衛福部104年1月6日發給筆者的衛部醫字第1030032937號函，指出「所請提供國立臺灣大學醫學院附設醫院柯文哲……等於民國89年4月發表並刊載於……研究論文，向本部申請人體試驗之核准文件資料一案，本部並未接獲申請，尚無資訊可提供」，證明主管機關從未接獲上述研究之人體試驗申請，既無申請，何來審查通過？不知擔任過衛生署長的林院長，如今是否仍願堅稱衛生署審查通過？
　　其次，筆者向臺大醫院申請上述人體試驗審查資料遭拒後提起訴願，教育部3月31日做成的台教法（三）字第1040019392號訴願決定書，指出系爭人體試驗申請未曾存在：「……經原處分機關104年1月28日校附醫研字第

醫生，我還活著，別摘取我的器官

1040020062號函附訴願答辯書辯明以，系爭論文所進行討論之醫療方法為腎臟移植手術，係屬常規器官移植手術而非屬新醫療技術，即非中央衛生主管機關所公告之需施行人體試驗之器官移植手術適用範圍，系爭論文所進行之研究無須經人體試驗，行政院衛生署亦從未審查過任何腎臟移植手術之人體試驗，該手術不需施行人體試驗自明，並無訴願人所申請公開之系爭論文所進行人體試驗相關審查程序及紀錄資料……」。……林院長對這個發生於自己任職臺大醫院主管期間，而且根本未申請人體試驗研究倫理審查的案件，何以公開主張其已由台大醫院研究倫理委員會審查通過，不容質疑？……深知其當初即應依法回覆上述資訊根本不存在，無從提供。臺大醫院捨此不為，隱情為何？……

　　葉金川說過「選後不會再有人關心這件事」，但筆者等人願意持續關心，而且期待醫界大老公開給個合法合理的答案。

冤死的台大病患，該有人伸冤！

　　我拜讀此文，因為身為醫生而感羞愧。醫者最重要的品格就是誠信，是醫德的基石。尤其林芳郁醫師當今仍貴為榮總院長。榮總院長的誠信與榮總信譽是不可切割的。所有證據已都指向：林院長2014年11月為袒護柯文哲所述，欺凌了醫界，矇騙了國人。林院長應該講清楚說明白了。新任台大醫院何弘能院長也該關心了，這職責本就是台大醫院長所應承擔，不是榮總院長。柯文哲醫師早已明示：「榮總跟台大有什麼不同？台

大醫院有柯文哲，榮總沒有」（柯語錄6）。在此事件中，柯文哲醫師是台大醫院的醫師，冤死的都是台大醫院病患，何弘能院長該盡責了。

或有人會質疑，既然摘取活人器官是犯法，為何沒有提到籲請司法機關偵查法辦？這想法是很正確，但在我們現實社會凡事「依法」，仍只能是嚮往的理想。在悲慘世界 Les Miserables，塞萬進只為了年輕時做錯的事，儘管他改過自新後做了好多好事，且當了市長，但那位代表「司法」的探員，仍然如影隨形不放過他。若在我們的社會，當選過關，當了市長，各方仰望膜拜，為所欲為。忠實的主管只能紛紛求去，包括法務局長。什麼事都沒了，「自沒有腦死的病患摘器官致死」乙事，主管官員人人心知肚明，但絕口一字不提了。

英國議員送了精緻懷錶，直說是「壞銅爛鐵」辱人，也算是愛說笑；在美國演講，背錯了，一開始就說「in conclusion 結論」，媒體不報導是鬧笑話，而報導為非同尋常的幽默。臺灣民選行政首長，當選不易，因為人人要幹。但一當選則盡情胡為鬧事。

在現代法治，是人人在法之下，眾生平等。但在臺灣，除了蔡英文總統說的民間有句「有錢判生，無錢判死」外，司法另有一把不見的尺，或可說是「趨炎附勢的自由心證」，這是與金錢無干，因而更可怕。江國慶冤死就因執法者為了表現優秀給上頭看。而「促死活人，摘取器官」可以完全沒事，也是出諸曖然政治勢力所在。果有遲來的正義，恐怕要等到臺灣實施陪審制，將司法審判權民主化了。

醫生，我還活著，別摘取我的器官

我少讀聖賢書，直到現在讀到「柯語錄」。才知道過去認定眾生平等，人人要互相尊重，危難要互相扶持是往日的「理想社會」。台灣的「現實社會」則是將自我放在最高，然後睥睨蔑視他人。「柯語錄第96則」是柯文哲給當今醫師的「啟示錄」：

　　「我們臺灣，第一流人才讀醫學院，二流人才讀工學院，三流人才讀商學院，讀法和農的，佔第四第五」。

　　在此，我需要略加說明，柯文哲醫師有此膚淺無知的想法，應是台灣聯合招生「分數」主義的遺毒。當年想當醫師蔚為時尚，聯招又只以一場考試的分數為憑，醫學系錄取分數當然偏高。有人只因為一場考試得分高了進入醫學系，就誤以為從此一生一世都高人一等。這一謬誤觀念，與眾生平等的理念相背。尤其做為醫者，絕不可存此歧視。

　　這樣的謬思把自己捧上至高，而把別人看很卑微。醫病關係也就成了「君臣主奴」，在柯文哲醫師對「病人」，也本著「君要臣死，臣不可不死」，以至自認可自「沒有腦死」的病人摘取器官，而促其死亡。

　　這樣的謬思也會認為自己是「一流」，而「讀商」、「讀法」、「讀農」的是三流、四流、五流，也可能就因而萌生謬誤觀念，位居四流的執「法」者，怎敢過問居一流的「醫」？至於法界對他而言，正如他所描述「讀法」的是四流，是在三流「讀商」之後。他處處在輕商、蔑商，尤其在處理大巨蛋，賤踏他人人格，令人看不下去。「法」在他心目中應僅只是存在而無作為之輩，自不在其眼中。

當年希特勒也自視極高，他在處死那些他認為「不值生存」的人群時，他認為他們只是一批「頭腦空空的羊群」。其實，自大的他正在犯下滔天大罪而不自明。

　　〈柯語錄第16則〉：
　　「記者問我說什麼樣的情況下適用ECMO（葉克膜）？嗯，愚人的問題智者無法答。」

　　記者報導醫學新聞，是介於醫療和大眾之間。今天醫療事務，均已公諸於世已沒什麼難懂，例如葉克膜只是將人體血液引流到體外，充足氧氣後再輸回人體，並沒有什麼神祕難懂。記者大可不必被「裝神弄鬼」的柯P所賤辱。在前章已略述：柯文哲神化了自己，也神化此「ECMO」為「神器」。「ECMO」若不音譯為「葉克膜」，仿香港直譯為「人工肺」，則記者不用問，也已知大致的使用了。

　　以「小氣球堵塞胸動脈」算是神秘「醫器」。將胸動脈完全堵塞，隨著必然心缺血、肺缺血，腦缺血然後人就死亡，且絕無機會復甦。說是「救人」醫器，與事實有違。裝這種使人必死的醫器，難道不是在殺人嗎？

　　柯文哲更認定讀文學藝術就根本不入流。媒體記者正是被他賤列在此。因而「嗯，愚人的問題智者無法答。」

　　　醫生，我還活著，別摘取我的器官

▌天網昭昭，終究有天理！

有移植醫師，會認定某些窮苦病人生命已不值而不適生存；另某些有財富權力的病人才值得活下去。因此摘取「前者」器官救活「後者」是合情合理。在這裡就突顯彰明了，為何「眾生平等」是醫德的必俱信念。還有為何各國，包括台灣，都必須定嚴謹立法「器官移植條例」及「腦死判定準則」。

柯文哲醫師處處自認自己是最優秀。他更表明他已是「台灣第一號急救專家」、「世界葉克膜專家」，且是「東方貴人」、「台灣黑暗中的明燈」。

在近代文壇上的奇才魯迅。他說：「我以為別人尊重我，是因為我很優秀。後來我才明白，別人尊重我，是因為別人很優秀，原來優秀的人對誰都會尊重！」

柯文哲醫師可沒有這樣的想法，他很明確寫出在台灣能像他讀醫學院的才是一流人才，其他科系行業，他明分為二流、三流、四流、五流。捧他成名、捧他成市長的媒體記者，泰半念文學的，則屬不入流。

柯醫師自以為已登峰造極。忘了世間有「天理」看著，有「國法」管著。他在曾御慈醫師追思會演說，他說出「應該會腦死」一詞。他忘了「判定腦死」，只能遵循準則。他明知絕不應以「應該會腦死」就奢望「摘取器官」，他仍要在醫界群賢畢集前大聲說出。顯然他認為只要鴨霸囂張就會「改變成真」。台灣就可用他定的「不適生存」，取代法律的「腦死判斷」。

「我們外科加護病房常常是科技走在法律前面，如果我做的所有事情都讓法律追究的話，下半輩子都要在牢裡度過。」（柯文哲著《白色的力量》第245頁）

柯文哲「做的所有事情」中之一項，就是自「沒有腦死的病人摘取器官」。如此殘酷致病人於死，法律果然也照樣不追究。

柯文哲醫師，自爭議事發迄今，從無法辯稱他是自「腦死者」合法摘取器官。因為他自己明白他所為：他是不法自「沒有腦死的病人」摘取器官供移植，前來求醫治的病人因而死亡。所發表的英文論文，明明白白報導：They "were not brain dead" 他們「沒有腦死」。

2014年的「器官移植」爭議，柯醫師主要二位有力辯護者，一是出自台大醫院的簡吉聰醫師；二是來自立法院的管碧玲委員。但他們二人都因誤會柯文哲醫師是自「腦死者」摘取器官，因而認定「何罪之有」？當他們發現「柯文哲醫師是自沒有腦死者摘取器官」的真相，必然會悲憫冤死者和他們的家人，並尊重法律。自無立場繼續維護不法了。

有次我聆聽一位女立委在大安演講，她痛責柯文哲歧視侮辱女性，但有些話含糊帶過。事後，我問她為何不說清楚？答：那種侮辱性的言詞，她真的說不出口。後來，我看到了那篇柯文，我也說不出口。然而，在柯文哲競選市長時，在媒體報導，常看到是一群一群女性同胞一圈一圈，歡天喜地圍繞著

醫生，我還活著，別摘取我的器官

道貌岸然的柯文哲。

冤死者應得到傷害賠償

同樣，這麼多病人活著被摘取器官而身亡，但家屬沒人質疑，遑論伸冤了。看到的文選，盡是感激移植醫師讓死者遺愛人間。還看到柯文哲市長大幅影相印在市公共汽車做器捐廣告。

我早年撰文提出了「真善美的順序不可逆。必須首先求真之後，才能斷善惡，再讚美善良。才不致盲目歌功頌德欺世盜名之徒」。 上揭的現象，又印證了，當真相被掩蓋、扭曲時，人們常將善惡，或混淆甚至顛倒。因而，我們要憑知識，去發揭真相。當女性同胞知道被歧視羞辱的真相，就不致擁護讚美那霸凌者了；同樣器捐病患的家屬，了解他們所摯愛的家人是活著慘遭摘取器官，就絕不會歌頌這位醫生了。

所有確鑿事證皆是柯文哲醫師自己說出來的，快三年了，柯醫師也未提出更改。所以，若柯文哲醫師勇於承擔自己所為，有助彌補他所為對社會和醫界造成的負面影響。更重要，他坦承事實，對那些位冤死的病患的家庭也才能早日獲得傷害賠償。這些病患死得很冤很慘，對他們的家庭已造成無法彌補的重大傷害。人權人道立場而言，我仍盼望他們能早日得到應得的傷害賠償，雖然，再大的金錢補償也難挽回他們被剝奪被毀損的一切。遲來的正義雖已不是真正的正義了，但總比不來好！

▪ 醫學知識本身就是力量，關係著您和家人的安危！

公正的法律並不能使法律公正，是執法者的良知與果敢，加上人民對法律正義的鍥而不捨，才能使法律達到公正。這件「自沒有腦死病患摘取器官」的重大命案，衛福部、法務部都應加重視。這是涉多條生命的重大案例，也涉及醫療的監控體制的大漏洞，不應等閒視之。何況現在實施中的「腦死判定準則」，竟然昏迷指數5，明明尚是活著的人，就要做「腦死判定」？就要準備做器官捐贈？活著的無辜病患就這樣不明不白慘死！竟然這是合法的！因此，我們必須要求衛福部修腦死準則，絕不可容許自昏迷字數四、五的病患摘取器官致其死亡。

原本「器官移植」，似乎與芸芸眾生無啥關係。但在本書結束時，大家應已察覺到，這事和大家是息息相關。因為在醫院急診室、加護病護的昏迷病患，有可能是我們的親人、朋友，當然也有可能是我們自已。因而，我們不妨增進些這方面的知識，保護自己，也保護週遭的親友。

西哲培根（Francis Bacon）所說，「知識本身就是力量 Knowledge itsef is power」，正是此意。

培根的年代，他這句話鼓勵人們質疑神權。此時此刻這句話勉勵大家勇於質疑那些位威權武斷的醫師。這句話並非深奧的哲理，誠如牛頓所說：沒有知識的力量，猶如黑暗中行軍。當然是非常危險。

醫生，我還活著，別摘取我的器官

▪ 珍惜您和家人的生命 您需要第二個意見

柯文哲醫師等的2005年第二篇論文第二頁明書：they suffered from severe brain lesions incompatible with life but not brain dead. 他們患嚴重腦疾不適宜生存，但沒有腦死

現在我們明白這群病人當年前來求醫時，他們沒有腦死not brain dead，是活著的人。但極其不幸，他們卻因被摘取器官全都去世了。萬一不幸有天，您的親人正待急救，急診主治醫師告知您，他認為您的親人「已不適宜生存」，應該放棄急救，做器官捐贈。也許他是對，但也可能未必正確。此時，您首先要問，我的親人還活著嗎？昏迷指數得分？沒有腦死？腦死了，請讓我看腦死判定的報告。之後，誠懇堅定說這是大事，我需要徵求另一位醫師的意見。美國Rosenfeld醫師在他的名著「Second Opinion第二個意見」一書。封面顯著印著：

Because you value your life and the lives of those you love – You need a second opinion.

因為你珍惜你的生命和您所摯愛的人的生命 - 你需要第二個意見。

或許這位被您問的醫生略遲疑後，會點頭：「他還活著，我們會再繼續盡全力救治。請問，您那來這些醫學知識？」

因為，我看過一本書，書名很好記，就叫「我要活著！」

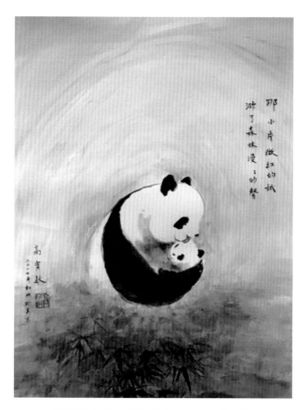

高資敏畫作「尊重生命」 2017年8月
"那小片微紅的舐，瀰了森林漫漫的馨"

　　醫生，我還活著，別摘取我的器官

附錄

1. 我的媒體原則與信念　中國時報總主筆高資敏專訪
（記者李璧如專訪三位總主筆 王作榮 黃越欽 高資
敏 原載中國時報社刊）

一點溫柔常在心
高資敏喻善入世

幾年來，我常以佛教無我及醫學生理機能的觀點來論政。
拿筆和拿刀一樣，只有心存一點善意，疑中留情，才能讓人家真
正接受。

「不念蕭何念蒼生」這本文集，收錄高資敏醫師對於時
局、人情的一些反省與思考。慣拿手術刀的手，怎麼提起筆
來呢？

中美斷交後，自認毫無政治外交知識的高醫師，忙著奔
走國會，拜訪議員，只希望在國家艱危之時，能略盡綿力。

就在這種心情下，他以醫師的身分，開出醫國的良方；
呼籲人人關心政治，進而提出建設性的建議。

寫社論同樣是這種入世情懷的延伸。從時報專欄作家，
到美洲中國時報主筆、時報週刊美洲版的總主筆，高資敏十
足展現「計利當計天下利」的熱情與襟懷。

然而，「計利當計天下利」的基礎何在呢？

　　沉潛佛理的高資敏，想起一個小故事：「高中時，我就喜歡唸佛經，住在半山腰上一間簡陋的小屋子裡，除了一桌一椅，什麼都沒有，連椅子都擺不下。窗戶是一片木板，用竹竿撐起來；門是竹片子做的，根本關不攏。風狂雨驟的夜晚，野豬也會跑進來避難，大大黑黑的，躲在我床下。起先很害怕，互相害怕對方。但是，誰也無路可走，撐到累了，也就睡去。醒來天色大亮，牠已不見蹤影了。」

　　他說，從那種簡陋的生活中，體悟到「放手即滿手」；人生能掌握的有多少，一放了手，人與人的關係就不會那麼隔閡。

　　「也就是從那時開始，我常能找到無我的境界。不一定把點放在『我』上，才容易關照全體，看得到別人」；高主筆說，「個人的得失，並不一定那麼重要，人有責任看得更遠些。」

　　「糟糕的是，人與人之間經常對立、嫉妒，佛家教人『慈悲』，與人同喜同悲，也不過是要人心存一點善意。」

　　專攻復健醫學的高資敏，每每秉此心意，筆下常以蒼生為念。他認為，「我不過比較強調從醫學觀點看政治，醫學很實際，惟一的目的，就是要救活病人。有時候不得不打破一些模式或組合，完全為了顧全整體的機能。」

　　深諳傳統中國醫學哲學「下醫醫病，中醫醫人，上醫醫國」個中三昧的高醫師一再強調生理治療的重要。以實際政

醫生，我還活著，別摘取我的器官

治來說，民主就是容許「非議」，民主社會不同於專制的，就是不一致性；因此，「非議」是民主社會的正常現象，不值為病。

所以，儘管囂壤橫流，高主筆還是主張以禮止爭。他覺得「我們的政治圈缺乏健康的溫情」。因此，他說，「我寫文章，不敢說我對，但我都很善意，希望社會進步；即使引用一些東西，也是基於善意的前提。」

「我很清楚我的文章結構有時很鬆懈，但大家有共鳴，就覺得文章通順。其實，文章表面辭藻的美，並不是頂重要的；重要的是，是不是有誠意，所謂『不誠無物』。如果真有誠意，即使文章不太通順，人家還是會覺得滿可愛的。」

讀他的文章，只覺得一片淳淨；婉轉曲折間，平和溫暖的理性兀自流動，無形中牽引讀者的思路。

他寫一般人看得懂的政論，文字清簡；迥異於所謂「政治理論家」艱澀的辯證。即景取喻的小故事，信手拈來，平常中隱現深義，令人低迴。偶爾，也會迸出一些意象豐富的句子，諸如：

「沒有愉快的中國人住在那裡，祖國的山河也在哭泣」；

「百年來的中國近代史是一頁一頁的悲劇，多少青年拋了頭顱，灑了熱血；但中國的春天總只是在年輕人的夢裡飛揚。」

專業復健醫學，每天看病、做研究，至少工作十二小時的高醫師，常被不明底蘊的人視為不折不扣的報人；這泰半是因為他在行文時，已能超越專業的侷限，站在更開闊的立場來立論。政大一位主授政治學的教授就很欣賞這種格調，曾以整整一節課的時間，向學生推薦「高資敏的論政態度」，認為他不僅能從世界的眼光，觀察地方的事情；更擅取不同角度，平衡論述；難得的是，一片無私，論政毫無個人利害考慮。

其實，這些特質也都是新聞從業人員應有的修養。高醫師還是以善意相勉，他勸記者最好疑中留情，不要渲染，任何新聞誤導都要避免傷害無辜。特別是有百萬份銷數的大報，影響深遠，更要小心。

其次，「勤」與「信」也很重要。記者若能勤於探討，追查真相，出錯的比率就相對降低。如果能守信，較易樹立個人風格；存忠厚，識大體，於人於己都有好處。

報紙除了告知的功能，還應善盡引導的責任。高主筆指出，新聞從業人員，都要多念一些書，以便「作更好的判斷」；專欄或社論也要提出觀點或建議，善盡言責。

就此點而言，中國時報一向能掌握分寸，高主筆反對為爭執而相持不下，「要求比別人更好；但不一定要損人家。職業上的小錯誤難免，不必針鋒相對；只有這樣做，整體才能同蒙其利，否則，醜化別人，有時也在醜化自己。」

身在海外，心繫國內的高主筆指出，顧名思義，中國時

醫生，我還活著，別摘取我的器官

報即「中國的」「時」報；所以，時報要作時代先鋒，引領新潮流向，這是時報之所以為時報的獨殊腳色。

卅餘年來，帶動時報事業奮進的余先生，當然深諳其中奧妙。高主筆提出與余先生交遊、共事的經驗，認為余先生始終追求真、善、美，他以求真的態度辦報，尤其寫社論，一字一句都要求真；以為善的態度交友，不知做了多少不欲人知的善事；以愛美的情懷生活，欣賞人物之美，許多才質卓真的人，都曾有過知遇之恩。

高醫師憶及初識余先生時，即蒙代為引介當時的新聞局局長宋楚瑜；這種為晚輩設想，周到細緻的情懷，令人倍覺溫馨。後來他參與時報陣容，主要是感於時報有節有守的精神，也就是余先生所謂「竹的精神」，不僅要往上奮發，還要叢集合群，是非分明。這種精神落實到現實層面，即是存忠厚，識大體的具體表現。

口口聲聲主張「存忠厚，識大體」的高主筆，深受母親影響，母親要他常常關懷別人，關愛整個社會。她認為，「不管世態炎涼，甚至殘酷，我們都要有不倦的愛心。」

高主筆在一首題為「牽手」的歌裡，寫下「將愛心延伸到手心，牽手讓溫馨傳遞」，就因為這一點溫柔常在心，才使荒漠人生倍增色彩。

這一點溫柔不僅流洩筆下，也在交接之際，洋洋輻射。

訪問將近尾聲，興致一來，他談起平日相熟的一些影視圈朋友，跳脫灑逸的思緒，簡素幾筆，頗能讓人捕捉她們飄

渺面紗後的真實風貌。

而不管是先生或資敏哥哥的稱呼，卻都是出於衷心相與的信賴與尊敬。

訪問完畢，送到大門口，他深深地嘆了口氣，說：「我的母親還在生死邊緣掙扎。」

她因重度燙傷，情況危急，還在馬偕醫院加護病房。高醫師特地返國看護。

問她年紀多大，他說，「七十多歲了，她很堅強。」

遙望巷口，攤販、商店的燈火，把長街妝點得明燦生氣；而人子卻在死別的陰影裡，驚懼戰慄。

不久，看到他在「人間」寫：「母親，請再牽我的手」，知道要來的終究還是來了；雖然痛惜無情造化斲斷母子緣；卻也清楚地知道，人世間的這一點溫柔，還要綿延下去。

然而，也就是這一點溫柔，造成「善」解人意的高資敏。

（74年8月，時報社刊18期，採訪/李璧如）

醫生，我還活著，別摘取我的器官

2.我的醫學教育的片段　名牌　原載聯合報、世界日
　報，收錄於「聯經文學」集

名牌

　　二十幾年前的一個夏日下午，在高雄安生村的小樓中。
熱情的炎陽，將小房間烤得像個小蒸籠。

　　那時，我還是個醫學生，為了省錢，房子與三位室友分
租。其中一位室友是我們的教授，教解剖學的鄭傳對博士。
他是室中大老，多我整整四十歲，我們稱呼他「阿對伯」。

　　在房中，我正輕搖著剛買的紙扇。阿對伯進門，很親切
地招呼我。他忽然盯住我的紙扇。

　　「資敏，紙扇又貴又不耐用，太浪費了。」

　　阿對伯要我跟他出去。校園路傍，整排的大王椰子樹，
挺直地朝向藍天，綠色的葉子像孔雀開屏，迎風舞動著。他
微僂的身軀彎下，撿起落下的大葉。回到房裡，他將葉柄細
心剪下，做了把扇子給我。我搖起粗大的大王椰扇，果然陣
陣春風。我們師生相視而笑，好像完成了件得意的大事。

　　我一向自奉甚儉。我上醫學院讀書時，父親將一件灰色
的襯衫脫下，披在我的身上。自此，我幾乎天天穿這件灰
衣，一直到畢業。阿對伯對我不穿新衣，而「一縷灰衣萬縷

情」自有父愛在，頗為欣賞。但我的儉樸與吾師的比起來尚差太遠。

南臺灣的炎熱，有時搖王椰扇仍然汗流浹背。在房內，我們經常只穿件內衣褲。有一天，阿對伯看到我穿了新內褲，注目半晌。我趕緊報告舊的破了才買新的，他打趣地說：

「不但是新的，還有牌子的呢？」

我看著他老人家穿的褲子，褲管比一般長。右褲腳還有隻布印的藍色蜻蜓。

「您穿的，不但有牌子，還是名牌呢！」

「這件內褲是用麵粉袋自己改製的，穿很多年了。」他指著藍蜻蜓，「這標頭的袋子最耐用。」

很巧，藍蜻蜓的麵粉是父親當廠長的粉料廠出品。父親對麵粉品管很認真，連袋子都親自核定好布料。

吾師治學甚勤。九點半準時就寢，清晨四點起床，洗冷水澡，就安祥伏案讀書。皓首窮經，不知老之將至，吾師樂學不疲，年輕的我反而還不如他。我的生活時間，和他也大不相同。我是清晨一點才睡，八時左右起床，慌慌張張去上課。我們在一起的時間，多在黃昏時分。夕陽漸下，彩霞滿天，與窗外鳳凰木璀璨的紅花相映著。窗前小几師生一老一少，談古論今也頗有清趣。老師總會談一些教科書沒有的教材，例如田都元帥是歌仔戲的祖師爺，他是個被棄在田間的

醫生，我還活著，別摘取我的器官

棄嬰，靠螃蟹濡沫，才延命到被人扶養。因此演歌仔戲不吃螃蟹。

阿對伯本來是婦產科醫生。他告訴我，他初次到鄉下為人接生。接下了一個嬰兒，鄉下人又問產婦肚子還滿大會不會是雙胞胎？吾師大笑，「我是婦產專家，雙胞胎哪有診斷不出的？」吾師剛走出門外，第二個嬰孩竟又誕生了。他後來好好研究胚胎學，也著了一本「胚胎學」專書。

吾師著作很多。讀書、寫書、教書，又兼賣書。吾師一生志業與書分不開。他的書都自印自銷，可節省學生的錢。他說讀書樂，寫書更樂，教書最樂。我說還有賣書最最樂。他聽了笑嘻嘻。當天晚上他就買番薯來煮番薯糖，師生同鍋一番。

阿對伯和我有個共同點，與山珍海味緣分不深，喜歡吃的都是便宜粗食。廉價是食美的前提。買湯麵回來一起吃，只要將價錢說成一半，他老人家會吃的更津津有味，還會叮嚀再去買一碗。

習性養成了，由儉入奢也不易。到現在我碰到昂貴佳餚，還是很難下嚥。人家請客，問我喜歡吃些什麼？內子富美總先答：「資敏只要便宜就好了。」別人都以為開玩笑，其實是實話。那句取笑的話，常使我追念與阿對伯在一起，陋屋粗食的溫馨日子。他老人家啟發我的人生哲理，就是生活愈簡單樸素，人性愈不被物慾化，人與人之間更清純密切，而且會活得無憂無慮，更覺人生富足。

吾師精通德、日文，晚年也勤修英語。他有很好的漢學根基。他喜讀中外哲理得書。只是他繞了一大圈，總是回到中國先賢的「簡單道理」，儘管這些「簡單道理」，現代中國人已很少再提及了。

　　「不儉則妄費，妄費則財匱。財匱則苟取。愚者為寡廉鮮恥之事，黠者入行險僥倖之途。生平行止，於此而喪。祖宗家聲，於此而墮，生理絕矣！」他朗誦聲猶在耳。

　　我們三位學生室友也許是尚能聽進「簡單道理」的最後一代學生了。另一位室友義明在我們畢業時，沉重地告訴我，阿對伯說他恐怕再也沒有學生室友跟他同住了。我聽了心中頓覺酸楚。

　　吾師淡泊名利，奉獻一生為醫學教育。他沒有成為世俗中的大師，也沒有成為現代社會中的名牌教授，他只是默默耕耘的學者。然而，他確是我心中永遠的好老師和好朋友。他已逝世多年了，我這份感覺卻越來越鮮明。

　　去歲返母校，母校謝院長獻臣告訴我，阿對伯臨終遺言要將他的遺體捐獻給學生解剖用。家屬認為只是臨去昏囑。院長問我，這是不是阿對伯的真願望？我知吾師甚深，他肯定會毫無遲疑將他的遺體，讓他的學生千刀萬剮去了解醫學真諦——醫者是奉獻而非汲取。

　　吾師鄭傳對博士，不是光芒萬丈的人物。然而，他在平凡生涯中發出的光熱，發自生命深處的光熱，雖然傳佈不遠，但曾處在他身邊的我，卻永遠感到無限溫暖。

醫生，我還活著，別摘取我的器官

跋

楊富美 跋

高雄醫大藥學士
美國哥倫比亞大學營養學碩士
曾任；立法委員、僑務委員、美國傑佛遜醫院營養部主任、
　　　華府郵報副社長、維華中文學校校長
現任中華醫療科技協會理事長

將知的權利還諸於民

一個人若是容忍他人為惡而不知反對，就等於鼓勵為惡。

　　敬讀李艷秋、吳振聲、江永雄、鄭國材、謝啟大等五位為本書所撰五篇卓越的書序。他們從各自不同的人生歷練去解讀「我要活著」一書，而縱筆春秋，文采斐然。他們憫天憐人，為他人的生命，毅然站出來，陪伴本書的著者，沉痛譴責權威醫師摘取「沒有腦死、活著的病人」的器官。在當今社會，面對巨大的赫赫權勢，只有熱愛人的人方具有這股道德勇氣。

　　醫生，我還活著，別摘取我的器官

柯文哲醫師等發表的英文論文，明書這些位被摘取器官而冤死的病人是：incompatible with life but not brain dead不適宜生活但沒有腦死。確定他們是「沒有腦死」，當時是活著。我國及世界所有法治國家的法律，都明定「判定腦死」後，才可獲取器官。若沒有腦死就是活人，生存權是受到法律保障，這是明確得像白與黑之別。自活人摘取器官而致人於死，就是殘害了人命，這是無庸置疑的事實。柯文哲醫師等摘取前來求醫治的未腦死病人的器官供其他病人移植，並且具體以文字宣諸於世。是否自以為「朕在法律之上」？或認為台灣人盡是柔弱綿羊豈敢掀虎鬚？

　　2014年，台灣器官移植的「爭議」，媒體報導似是「波濤洶湧，熱鬧非凡」。但台灣民眾卻未能從熱鬧喧嘩的「媒體報導」中，得知「真確」的信息。連「經常密切關懷社會，當過法官獨具銳眼」的謝啟大委員，也在讀了此書始驚知真相，「有如受到電擊般震撼！」怎會有這種離奇事？？

　　最初媒體客觀報導醫師立委據柯文哲等所著「論文」提出的質詢。接著媒體更顯著報導的竟是，柯文哲醫師的回應：「太沒品 很沒品……他媽的」。同是醫師，如自己有理何須粗鄙罵人？然而，媒體並沒有質疑柯醫師為何只連串罵人，而迴避了說明「事實」？

　　之後，針對柯醫師等為獲得器官殘害病人乙事，高資敏醫師具名並註明職稱，依證據撰文「評議不法摘取器官」，登載於醫學界的「醫聲論壇」。但這依據確鑿證據所撰攸關

生命的論述，又如何遭到全面封殺覆蓋，導致我們的社群無從獲知「真相」？

朋友傳送給我，當時電視談話節目主持人彭文正，李晶玉夫婦，所做電視座談「器官移植爭議」的「專題」。我詳看了，令我很震懾。本以為既是器官移植「專題」，照道理主持人當然會邀請移植醫師為來賓熱烈討論。但此節目來賓竟然只有「名嘴」蔡玉真一人。此節目自始至終，只有她一人滔滔不絕。高資敏在「醫聲論壇」的評議是具真實姓名。但她卻惡意指摘貶損高資敏是「匿名」撰文、是「影武者」，因而不可信。她又接續謗辱高資敏「所做的事都不像醫師」。最後她口沫也朝我身上噴過來了。她給我的「頭銜」是「他（高資敏）的老婆」，顯見硬要誅連。她說當年「涂醒哲舔耳案」是楊富美捅出來的。當然她也可以說天上月亮是我掛上去的，反正她是「名嘴」，可任意翻天覆地。

但最最匪夷所思的是，這「專題」節目除了字幕閃出「白色巨塔受辱」（「白色巨塔」指柯文哲醫師），竟能做到沒有一句提到「器官移植」。

我的朋友，附了查到這位「名嘴」的一些資訊包括：確定她完全沒有醫學背景。她開餐館。餐館甫開張，台北市柯文哲市長就光臨照顧。她酒駕被攔下，悍然拒絕台北市警察的酒測等等。蔡玉真看來完全不具學經歷，來討論「器官移植」。因而，她只是蓄意損人，未一句談及「摘取器官」。

醫生，我還活著，別摘取我的器官

我終於明悟了，彭、李二人做這「專題」的目的，表面是貶損高資敏個人。實則在廢言「不法摘取器官」乙事。以達到全面遮掩，使民眾無從獲知柯文哲醫師等自「沒有腦死病人摘取器官」的事實。

　　這款由媒體蓄謀的全面覆蓋真相，恐怕全世界只會在台灣發生。因而，我們更應注意此類事禍害台灣之巨之深。

　　彭、李二人是資深媒體人。彭文正且是台大新聞學教授。他們當然知道電視媒體是社會的公器，是用以落實民眾「知的權利」。他邀請蔡玉真一人專事胡言詆毀高資敏，以遮掩「不法摘取器官」的真相。他們如此做，固然可一時掩遮了柯文哲醫師等所為殘害病人的犯行，但也完全剝奪了民眾「知的權利」。尤其此事攸關生命，還可能因而令更多無辜的人墜入死亡陷阱。

　　我們必須明察，民眾有知的權利。知識是力量，人民的知識正是國家競爭力所寄。這幾年來，台灣人民知的權利，被攀附權勢、譁眾取寵的少數媒體操控者所剝奪。因而，台灣人民原有知識的力量已漸喪失。當人們沒有了知識的力量，缺乏了判斷力，社會各行各界就必定因而發生「劣幣逐良幣」的現象。最腐化的媒體人竄紅了，日進斗金；忠實優秀的媒體人，辛勤工作難以維生；最貪瀆的政客如日中天萬民膜拜，忠誠的政治家則屢戰屢敗。

「無知是欽佩之母」（查普曼 G.Chapman），因而有人利用人民的無知，與媒體默契「神」化自己。於焉台灣在各行各界竟有不少被奉為「X神」，坐享台灣善眾的欽仰，這也是全世界絕無僅有的台灣「神」蹟。這些假「神」日夜愚弄百姓，也是台灣難以察覺的潛危。

事實上，沒有知識，改不了現狀，改變不了命運。在台灣，如果我們不敢勇於揭露真相追求真知，昏迷的病人仍將是那些位威權醫師「刀俎」上的「魚肉」，而繼續悲慘冤死。

由這本書據證據所做論事，與2014年台灣媒體所報導及評論，做一比較，立即可以洞悉，那些是我們被誤導的？那些是我們被矇蔽的？從而，我們要求權威醫師，還給病人知的權利，不能再欺矇恫嚇，包括騙取器官；從而，我們要求做為公器的媒體，還給人民知的權利，傳播真相實事，做公正平衡的公議。

這本「我要活著」，起始只是一小小的亮點，但相信必將喚醒社群，鼓舞人們力爭「知的權利」。縱使是微弱的鐘磬聲，有心就會聽到，終將滙成警世的洪鐘；一縷隱約的光線，有期待就會看到，最後必聚集為驅逐黑暗的光芒。我們要認真共同追求知識，摒棄愚昧，不再被欺瞞。這本書讓我們大家一起反思，不再盲從「精英」，重新認定「尊重生命」、「眾生平等」是全民的最大公約。

高資敏撰文寫書，揭發真相。他明知必遭攻訐侮蔑，

醫生，我還活著，別摘取我的器官

但他認為他作為醫師，有義務如此做。事實上，不公道的迫害早已開始，也已波及到我。但我明白，誠如路易斯（S. Lwis）所說：「正確的道路並不是遍地玫瑰。」

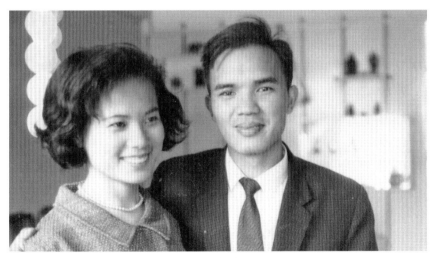

左為楊富美
外如夏瑰之絢爛，內如秋荷之淨潔。　　——吳振聲攝並句

我要活著──醫生，我還活著，別摘取我的器官

作　　　者：高資敏
美　　　編：塗宇樵
封面設計：塗宇樵
執行編輯：張加君
出　版　者：博客思出版事業網
發　　　行：博客思出版事業網
地　　　址：臺北市中正區重慶南路1段121號8樓14
電　　　話：（02）2331-1675或（02）2331-1691
傳　　　真：（02）2382-6225
E—M A I L：books5w@gmail.com、books5w@yahoo.com.tw
網路書店：http://bookstv.com.tw/
　　　　　　http://store.pchome.com.tw/yesbooks/
　　　　　　博客來網路書店、博客思網路書店、
　　　　　　三民書局、誠品書店、金石堂書店
總　經　銷：聯合發行股份有限公司
電　　　話：（02）2917-8022　　傳真：（02）2915-7212
劃撥戶名：蘭臺出版社　帳號：18995335
香港代理：香港聯合零售有限公司
地　　　址：香港新界大蒲汀麗路36號中華商務印刷大樓
　　　　　　C&C Building, #36, Ting Lai Road, Tai Po, New Territories, HK
電　　　話：（852）2150-2100　　傳真：（852）2356-0735
總　經　銷：廈門外圖集團有限公司
地　　　址：廈門市湖里區悅華路8號4樓
電　　　話：86-592-2230177
傳　　　真：86-592-5365089
出版日期：2017年10月 初版
定　　　價：新臺幣280元整（平裝）
I S B N：978-986-95257-3-2

國家圖書館出版品預行編目資料

我要活著──醫生，我還活著，別摘取我的器官 /
高資敏 著
--初版--
臺北市：博客思出版事業網：2017.10
ISBN：978-986-95257-3-2（平裝）
1.器官移植 2.醫學倫理
416.175　　　　　　　　　　106016304